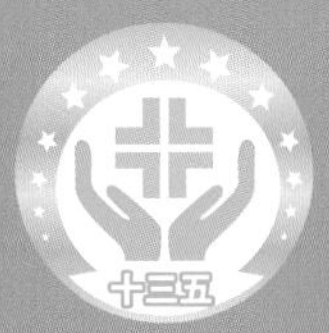

全国高等卫生职业教育创新技能型“十三五”规划教材

◆ 供临床医学、护理、药学、医学检验技术、康复治疗技术等专业使用

# 基础医学实验教程

JICHU YIXUE SHIYAN JIAOCHENG

主　编　许险艳　黄　煌　王梅爱

副主编　吴晓岚　李　容　罗彩林　黄贞杰　陈荫楠

编　委（以姓氏笔画为序）

丁小明　王姗姗　王冠明　王容贞

王梅爱　许秀秀　许相洋　许险艳

李　容　李振喜　李德水　杨维群

吴晓岚　邱丹缨　张小燕　张燕琴

陈文标　陈丽霞　陈荫楠　陈淑增

陈慧勤　陈燕秋　林佩璜　林迳苍

罗彩林　罗婉妹　郑丹丹　郑芳芳

郑晨娜　郑智华　郭娜燕　黄　煌

黄贞杰　黄秋虹　黄雅平　谢永华

蔡玉梅　魏攀凤

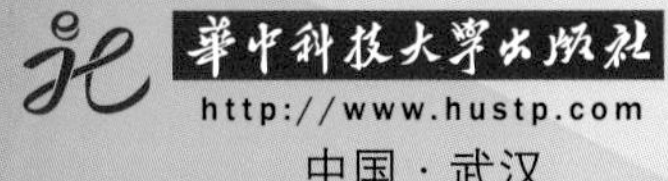

中国 · 武汉

## 内 容 简 介

本书主要介绍基础医学的常用实验项目、实验技术和实验方法，同时注重理论指导实践。

本书内容共包括七部分：医学实验基本知识技能、生物性致病因素、机体的防御机制、基本病理过程、生物分子、细胞和组织、器官和系统。

本书可供临床医学、护理、药学、医学检验、康复治疗技术等专业学生使用。

**图书在版编目(CIP)数据**

基础医学实验教程/许险艳，黄煌，王梅爱主编. —武汉：华中科技大学出版社，2018.8（2023.7 重印）
ISBN 978-7-5680-4434-9

Ⅰ.①基… Ⅱ.①许… ②黄… ③王… Ⅲ.①基础医学-实验-教材 Ⅳ.①R3-33

中国版本图书馆 CIP 数据核字(2018)第 176044 号

**基础医学实验教程** 许险艳 黄 煌 王梅爱 主编
Jichu Yixue Shiyan Jiaocheng

策划编辑：史燕丽
责任编辑：余 琼
封面设计：原色设计
责任校对：李 琴
责任监印：周治超
出版发行：华中科技大学出版社(中国·武汉) 电话：(027)81321913
武汉市东湖新技术开发区华工科技园 邮编：430223
录 排：华中科技大学惠友文印中心
印 刷：武汉科源印刷设计有限公司
开 本：787mm×1092mm 1/16
印 张：13.25
字 数：312 千字
版 次：2023 年 7 月第 1 版第 6 次印刷
定 价：58.00 元

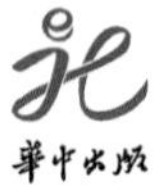

# 前言

Qianyan

基础医学是现代医学的基础，是研究人的生命和疾病现象的本质及其规律的自然科学，也是医药卫生专业的必修课程。基础医学实验课程是基础医学的重要组成部分，是对理论的深化和补充，具有较强的实践性，是一门重要的医学技术基础课。现代医学教育不仅要求学生要有较高的理论水平，还要求学生具有较强的实践能力，思维、创新能力。为此，我们编写了本书。

本书主要介绍基础医学的常用实验项目、实验技术和实验方法，同时注重理论指导实践。本书内容共包括七部分：医学实验基本知识技能、生物性致病因素、机体的防御机制、基本病理过程、生物分子、细胞和组织、器官和系统。在内容的选取、组织和撰写上，突破了传统以学科为体系的局限，以疾病为中心将基础医学的实验内容有机融合，突出了基础医学实验课程的实践性、科学性和综合性，注重学生实践能力、综合能力和创新能力的培养，并引入数字资源和技术，以增强教学效果和提高教学质量。

本书从人才培养体系整体出发，建立以能力培养为主线，分层次、多模块、多学科相互衔接的实验教学体系，与理论教学既有机结合又相对独立。本书改进了传统的实验教学模式，以适应培养学生创新能力的需要，推进学生自主学习、合作学习和研究性学习，提高学生的整体综合素质。

由于学识和经验的不足，本书的错误和疏漏之处在所难免，恳请老师和同学们给予批评和指正。

编　者

# 目录

Mulu

## 模块一　医学实验基本知识技能



## 模块二　生物性致病因素

## 模块三　机体的防御机制



## 模块四　基本病理过程



## 模块五　生 物 分 子



## 模块六　细胞和组织



## 模块七　器官和系统

# 模块一

# 医学实验基本知识技能

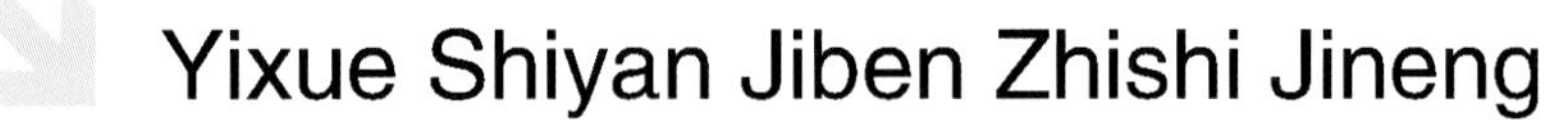

Yixue Shiyan Jiben Zhishi Jineng

# 项目一 医学实验常用仪器使用方法

## 任务一　光学显微镜的使用

### 一、光学显微镜的基本构造

光学显微镜(光镜)一般是由机械部分和光学系统部分组成的(图 1-1-1)。

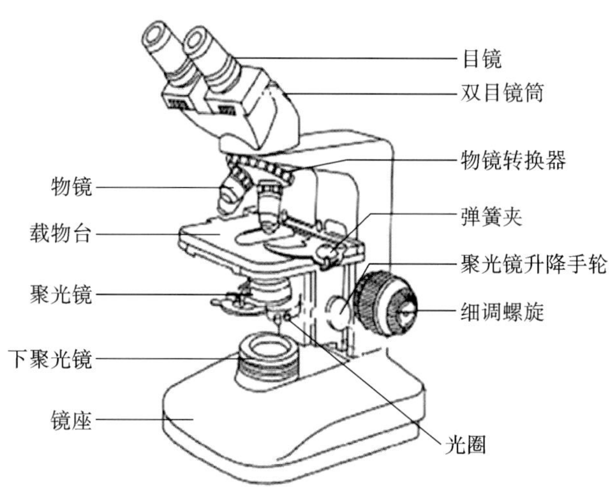


图 1-1-1　普通光学显微镜构造

(一) 机械部分

**1. 镜筒**

镜筒为安装在光镜最上方或镜臂前方的圆筒状结构,其上端装有目镜,下端与物镜转换器相连。根据镜筒的数目,光镜可分为单筒式或双筒式两类。单筒式光镜又分为直立式和倾斜式两种,而双筒式光镜的镜筒均为倾斜的。镜筒直立式光镜的目镜与物镜的中心线互成45°角，在其镜筒中装有能使光线折转45°的棱镜。

**2. 物镜转换器**

物镜转换器又称物镜转换盘，是安装在镜筒下方的一圆盘状构造，可以按顺时针或逆时针方向自由旋转，其上均匀分布有3～4个圆孔，用以装载不同放大倍数的物镜。转动物镜转换盘可使不同的物镜到达工作位置(即与光路合轴)。使用时注意凭手感使所需物镜准确到位。

**3. 镜臂**

镜臂为支持镜筒和载物台的弯曲状构造，是取用显微镜时握拿的部位。镜筒直立式光镜在镜臂与其下方的镜柱之间有一倾斜关节，可使镜筒向后倾斜一定角度以方便观察，但使用时倾斜角度不应超过45°，否则显微镜由于重心偏移容易翻倒。在使用临时装片时，千万不要倾斜镜臂，以免因液体或染液流出而污染显微镜。

**4. 调焦器**

调焦器也称调焦螺旋，为调节焦距的装置，位于镜臂的上端(镜筒直立式光镜)或下端(镜筒倾斜式光镜)，分粗调螺旋(大螺旋)和细调螺旋(小螺旋)两种。粗调螺旋可使镜筒或载物台以较快速度或较大幅度地升降，能迅速调节好焦距使物像呈现在视野中，适于低倍镜观察时的调焦。而细调螺旋只能使镜筒或载物台缓慢或较小幅度地升降(升或降的距离不易被肉眼观察到)，适用于高倍镜和油镜的聚焦或观察标本的不同层次，一般在粗调螺旋调焦的基础上再使用细调螺旋，精细调节焦距。有些类型的光镜，粗调螺旋和细调螺旋重合在一起，安装在镜柱的两侧。左右侧粗调螺旋的内侧有一窄环，称为粗调松紧调节轮，其功能是调节粗调螺旋的松紧度(向外转偏松，向内转偏紧)。另外，在左侧粗调螺旋的内侧有一粗调限位环凸柄，当用粗调螺旋调准焦距后向上推紧该柄，可使粗调螺旋限位，此时载物台不能继续上升但细调螺旋仍可调节。

**5. 载物台**

载物台也称镜台，是位于物镜转换器下方的方形平台，是放置被观察的玻片标本的地方。平台的中央有一圆孔，称为通光孔，来自下方的光线经此孔照射到标本上。在载物台上通常装有标本移动器(也称标本推进器)，移动器上安装的弹簧夹可用于固定玻片标本，另外，转动与移动器相连的两个螺旋可使玻片标本前后左右移动，这样寻找物像时较为方便。

在标本移动器上一般还附有纵横游标尺，可以计算标本移动的距离和确定标本的位置。游标尺一般由主标尺和副标尺组成。副标尺的分度为主标尺的9/10。使用时先看到标尺的0点位置，再看主、副标尺刻度线的重合点即可读出准确的数值。

**6. 镜柱**

镜柱为镜臂与镜座相连的短柱。

**7. 镜座**

镜座位于显微镜最底部，为整个显微镜的基座，用于支持和稳定镜体。有的显微镜在镜座内装有照明光源等结构。

### (二) 光学系统部分

光镜的光学系统主要包括物镜、目镜和照明装置(反光镜、聚光器和光圈等)。

**1. 目镜**

目镜又称接目镜，安装在镜筒的上端，起着将物镜所放大的物像进一步放大的作用。每个目镜一般由两个透镜组成，在上下两透镜(即接目透镜和会聚透镜)之间安装有能决定视野大小的金属光阑——视场光阑，此光阑的位置即是物镜所放大实像的位置，故可将一小段头发黏附在光阑上作为指针，用以指示视野中的某一部分供他人观察。另外，还可在光阑的上面安装目镜测微尺。每台显微镜通常配置 2～3 个不同放大倍率的目镜，常见的有 5X、10X 和 15X(X 表示放大倍数)的目镜，可根据不同的需要选择使用，最常使用的是 10X 目镜。

**2. 物镜**

物镜也称接物镜，安装在物镜转换器上。每台光镜一般有 3～4 个不同放大倍率的物镜，每个物镜由数片凸透镜和凹透镜组合而成，是显微镜最主要的光学部件，决定着光镜分辨率的高低。常用物镜的放大倍数有 10X、40X 和 100X 等几种。一般将 8X 或 10X 的物镜称为低倍镜(而将 5X 以下的物镜叫作放大镜)；将 40X 或 45X 的物镜称为高倍镜；将 90X 或 100X 的物镜称为油镜(这种镜头在使用时需浸在镜油中)。

在每个物镜上通常都刻有反映其主要性能的参数，主要有放大倍数和数值孔径(如 10/0.25、40/0.65 和 100/1.25 等)，该物镜所要求的镜筒长度和标本上的盖玻片厚度(如 160/0.17，单位 mm)等。另外，在油镜上还常标有“油”或“Oil”的字样。

油镜在使用时需要用香柏油或液体石蜡作为介质，这是因为油镜的透镜和镜孔较小，而光线要通过载玻片和空气才能进入物镜中，玻璃与空气的折光率不同，使部分光线产生折射而损失掉，导致进入物镜的光线减少，而使视野暗淡、物像不清。在玻片标本和油镜之间填充折射率与玻璃近似的香柏油或液体石蜡(玻璃、香柏油和液体石蜡的折射率分别为 1.52、1.51、1.46，空气为 1)时，可减少光线的折射，增加视野亮度，提高分辨率。物镜分辨率的大小取决于物镜的数值孔径(numeral aperture，N. A.)，N. A. 又称为镜口率，其数值越大，则表示分辨率越高。

不同的物镜有不同的工作距离。所谓工作距离是指显微镜处于工作状态(焦距调好、物像清晰)时，物镜最下端与盖玻片上表面之间的距离。物镜的放大倍数与其工作距离成反比。当低倍镜被调节到工作距离后，可直接转换高倍镜或油镜，只需要用细调螺旋稍加调节焦距便可见到清晰的物像，这种情况称为同高调焦。

不同放大倍数的物镜也可从外形上加以区别，一般来说，物镜的长度与放大倍数成正比，低倍镜最短，油镜最长，而高倍镜的长度介于两者之间(表 1-1-1)。

**表 1-1-1 标准物镜的性质**

| 放大倍数 | 数字孔径 | 工作距离/mm |
| --- | --- | --- |
| 10 | 0.20 | 6.5 |
| 20 | 0.50 | 2.0 |
| 40 | 0.65 | 0.6 |
| 100 | 1.25 | 0.2 |

**3. 聚光器**

聚光器位于载物台通光孔的下方，由聚光镜和光圈构成，其主要功能是使光线集中到所要观察的标本上。聚光镜由 2～3 个透镜组合而成，其作用相当于一个凸透镜，可将光线汇集成束。在聚光器的左下方有一调节螺旋可使其上升或下降，从而调节光线的强弱，升高聚光器可使光线增强，反之则光线变弱。

光圈也称为彩虹阑或孔径光阑，位于聚光器的下端，是一种能控制进入聚光器的光束大小的可变光阑。它由十几张金属薄片组合排列而成，其外侧有一小柄，可使光圈的孔径开大或缩小，以调节光线的强弱。在光圈的下方常装有滤光片框，可放置不同颜色的滤光片。

**4. 反光镜**

反光镜位于聚光镜的下方，可向各方向转动，能将来自不同方向的光线反射到聚光器中。反光镜有两个面，一面为平面镜，另一面为凹面镜，凹面镜有聚光作用，适于在较弱光和散射光下使用，光线较强时则选用平面镜（现在有些新型的光学显微镜都有自带光源，而没有反光镜；有的二者都配置）。

## 二、光学显微镜的使用方法

### （一）准备工作

将显微镜小心地从镜箱中取出（移动显微镜时应以右手握住镜臂，左手托住镜座），放置在实验台的偏左侧，以镜座的后端离实验台边缘 6～10 cm 为宜。首先检查显微镜的各个部件是否完整和正常。如果是镜筒直立式光镜，可使镜筒倾斜一定角度（一般不应超过 45°）以方便观察（观察时若装片应禁止倾斜镜臂）。

### （二）低倍镜的使用方法

**1. 对光**

打开实验台上的工作灯（如果是自带光源显微镜，这时应该打开显微镜上的电源开关），转动粗调螺旋，使镜筒略升高（或使载物台下降），调节物镜转换器，使低倍镜转到工作状态（即对准通光孔），当镜头完全到位时，可听到轻微的扣碰声。

打开光圈并使聚光器上升到适当位置（以聚光镜上端透镜平面稍低于载物台平面的高度为宜）。然后用左眼向着目镜内观察（注意两眼应同时睁开），同时调节反光镜的方向（自带光源显微镜，调节亮度旋钮），使视野内的光线均匀且亮度适中。

**2. 放置玻片标本**

将玻片标本放置到载物台上用标本移动器上的弹簧夹固定好（注意：使有盖玻片或有标本的一面朝上），然后转动标本移动器的螺旋，使需要观察的标本部位对准通光孔的中央。

**3. 调节焦距**

用眼睛从侧面注视低倍镜，同时用粗调螺旋使镜头下降（或载物台上升），直至低倍镜头距玻片标本的距离小于 0.6 cm（注意操作时必须从侧面注视镜头与玻片的距离，以避免镜头碰破玻片）。然后用左眼在目镜上观察，同时用左手慢慢转动粗调螺旋使镜筒上升（或使载物台下降）直至视野中出现物像为止，再转动细调螺旋，使视野中的物像最清晰。

如果需要观察的物像不在视野中央，甚至不在视野内，可用标本移动器前后、左右移动标本的位置，使物像进入视野并移至中央。在调焦时如果镜头与玻片标本的距离已超过了 1 cm 还未见到物像时，应严格按上述步骤重新操作。

### （三）高倍镜的使用方法

（1）在使用高倍镜观察标本前，应先用低倍镜寻找到需观察的物像，并将其移至视野中央，同时调准焦距，使被观察的物像最清晰。

（2）转动物镜转换器，直接使高倍镜转到工作状态（对准通光孔），此时，视野中一般可见到不太清晰的物像，只需调节细调螺旋，一般都可使物像清晰。

（3）注意事项

①在从低倍镜准焦的状态下直接转换到高倍镜时，有时会发生高倍物镜碰擦玻片而不能转换到位的情况（这种情况，主要是因高倍镜和低倍镜不配套，即不是同一型号的显微镜上的镜头所致），此时不能硬转，应检查玻片是否放反、低倍镜的焦距是否调好以及物镜是否松动等情况后重新操作。如果调整后仍不能转换，则应将镜筒升高（或使载物台下降）后再转换，然后在眼睛的注视下使高倍镜贴近盖玻片，再一边观察目镜视野，一边用粗调螺旋使镜头极其缓慢地上升（或使载物台下降），看到物像后再用细调螺旋调准焦距。

②由于制造工艺上的原因，许多显微镜的低倍镜视野中心与高倍镜的视野中心往往存在一定的偏差（即低倍镜与高倍镜的光轴不在一条直线上），因此，在从低倍镜转换高倍镜观察标本时常会给观察者迅速寻找标本造成一定困难。为了避免这种情况的出现，帮助观察者在高倍镜下能较快找到所需放大部分的物像，可事先利用羊毛交叉装片标本来测定所用光镜的偏心情况，并绘图记录制成偏心图。具体操作步骤如下：用在高倍镜下找到羊毛交叉点并将其移至视野中心；换低倍镜观察羊毛交叉点是否还位于视野中央，如果偏离视野中央，其所在的位置就是偏心位置；将前面两个步骤反复操作几次，以找出准确的偏心位置，并绘出偏心图。当光镜的偏心点找出之后，在使用该显微镜的高倍镜观察标本时，事先可在低倍镜下将需进一步放大的部位移至偏心位置处，再转换高倍镜观察时，所需的观察目标就正好在视野中央。

### （四）油镜的使用方法

（1）用高倍镜找到所需观察的标本物像，并将需要进一步放大的部分移至视野中央。

（2）将聚光器升至最高位置并将光圈开至最大（因油镜所需光线较强）。

（3）转动物镜转换器，移开高倍镜，往玻片标本上需观察的部位（载玻片的正面，相当于通光孔的位置）滴一滴香柏油（折光率为 1.51）或液体石蜡（折光率为 1.47）作为介质，然后在眼睛的注视下，使油镜转至工作状态。此时油镜的下端镜面一般应正好浸在油滴中。

（4）左眼注视目镜，同时小心而缓慢地转动细调螺旋（注意：这时只能使用微调螺旋，千万不要使用粗调螺旋）使镜头微微上升（或使载物台下降），直至视野中出现清晰的物像。操作时不要反方向转动细调螺旋，以免镜头下降（或载物台上升）压碎标本或损坏镜头。

（5）油镜使用完后，必须及时将镜头上的油擦拭干净。操作时先用粗调螺旋将油镜镜头上升（或使载物台下降），并将油镜镜头转离通光孔。先用干擦镜纸揩擦一次，把大部分的油去掉，再用蘸有少许清洁剂或二甲苯的擦镜纸擦一次，最后再用干擦镜纸揩擦一次。至于玻片标本上的油，如果是有盖玻片的永久制片，可直接用上述方法擦干净；如果是无盖玻片的标本，则盖玻片上的油可用拉纸法揩擦，即先把一小张擦镜纸盖在油滴上，再往纸上滴几滴清洁剂或二甲苯。趁湿将纸往外拉，如此反复几次即可将其擦干净。

油镜的原理示意图如图 1-1-2 所示。

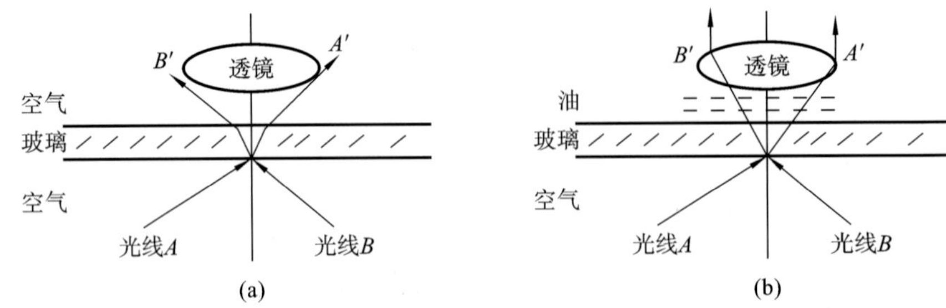


图 1-1-2 油镜的原理示意图

数字资源

ER 1-1-1 光学显微镜的使用

# 任务二 高压蒸汽灭菌器的使用

## 一、原理

高温对细菌有明显的致死作用，所以加热是较为常用的消毒、灭菌方法。细菌蛋白质（其中包括酶类），因热力可发生变性凝固，活性消失，代谢障碍而致死亡。在同一温度下，湿热的杀菌效果比干热好。高压蒸汽灭菌法是目前常用的最有效的湿热灭菌法。

## 二、结构装置

高压灭菌器有坚固的双层金属蒸锅和严密的盖，并附有排气阀门、安全阀门及压力表等装置。加水于底部夹层锅内，加热煮沸，使产生的蒸汽密闭在容器内，不能向外扩散，因而蒸汽压力逐渐升高，温度也随之相应增高，二者之间的关系如表 1-1-2 所示。

表 1-1-2 蒸汽压力与温度的关系

| 蒸汽压力 | | | 温度/℃ |
|---|---|---|---|
| $kg/cm^2$ | $MPa/cm^2$ | 磅/平方寸 | |
| 0 | 0 | 0 | 100 |
| 0.325 | 0.034 | 5 | 109 |

续表

| 蒸汽压力 | | | 温度/℃ |
|---|---|---|---|
| $kg/cm^2$ | $MPa/cm^2$ | 磅/平方寸 | |
| 0.563 | 0.055 | 8 | 113 |
| 0.703 | 0.068 | 10 | 115 |
| 1.055 | 0.103 | 15 | 121 |
| 1.406 | 0.137 | 20 | 127 |

## 三、方法步骤

(1) 锅内加水至规定的水平面，将灭菌的物品放入金属容器内，把锅盖按对称的螺旋先后对称（切勿单个进行）用力扭紧，使锅盖均匀密闭。

(2) 锅下用电炉加热（也可用天然气、煤气、火炉等加热）。

(3) 在加热过程中，注视压力表，当压力上升时，打开排气阀门，使锅内冷空气完全排出，待有大量蒸汽逸出（呈白色雾状气流，并发出哨音）时，即可认为锅内冷空气已被排尽。

(4) 关闭排气阀门，继续加热，器内压力又逐渐升高，直到压力表指在所需数字[如 1.055 $kg/cm^2$（15 磅/平方寸）]，即调节热源，维持 20～30 min，可完全杀死细菌的繁殖体和芽胞。

(5) 灭菌时间到达后，停止加热，待压力自行下降，或缓缓打开排气阀门放气，当压力表指针恢复至“0”时，方可打开锅盖，取出灭菌物品。

## 四、使用方法

(1) 在外层锅内加适量的水，将需要灭菌的物品放入内层锅，盖好锅盖并对称地扭紧螺旋。

(2) 加热使锅内产生蒸汽，当压力表指针达到 33.78 kPa 时，打开排气阀门，将冷空气排出，此时压力表指针下降，当指针下降至“0”时，即将排气阀门关好。

(3) 继续加热，锅内蒸汽增加，压力表指针又上升，当锅内压力增加到所需压力时，将火力减小，根据所灭菌物品的特点，使蒸汽压力维持在其所需压力一定时间，然后将灭菌器断电或断火，让其自然冷却后再慢慢打开排气阀门以排出余气，然后才能开盖取物。

## 五、注意事项

(1) 使用时应注意检查排气活塞及安全阀门，特别是压力表的性能是否正常，以免发生危险。

(2) 灭菌物品不应放置过挤，否则妨碍蒸汽流通，影响灭菌效果。装培养基的试管或瓶子的棉塞上，应包油纸或牛皮纸，以防冷凝水入内。

(3) 灭菌开始时必须将器内冷空气完全排出，否则压力表上所示压力并非全部是蒸汽压力，出现压力高而实际温度低的情况，将造成灭菌不彻底。

(4) 为了确保灭菌效果，应定期检查灭菌效果，常用的方法是将硫黄粉末（熔点为 115

℃)或苯甲酸(熔点为 120 ℃)置于试管内,然后进行灭菌试验。如上述物质熔化,则说明高压蒸汽灭菌器内的温度已达要求,灭菌的效果是可靠的。也可将检测灭菌器效果的胶纸(其上有温度敏感指示剂)贴于待灭菌的物品外包装上,如胶纸上指示剂变色,亦说明灭菌效果是可靠的。

(5) 灭菌过程中及灭菌完毕,切不可突然打开排气阀门放气减压,以免瓶内液体冲出外溢。

(6) 影响因素及用途。高温的杀菌效果与细菌的种类及有无芽胞等因素有关。另外,与温度的高低、加热时间的长短也有一定的相关性。通常在 1.055 kg/cm$^2$(15 磅/平方寸)的压力下,温度达 121.3 ℃,维持 15～30 min,可杀死一切微生物(包括细菌芽胞)。凡是耐高热和不怕潮湿的物品,均可采用此法灭菌,如废弃的培养物、手术衣、手术器械、敷料、注射器、注射液等。

(7) 现在已有微电脑自控型高压蒸汽灭菌器,只需放去冷气后,仪器即可自动恒压定时,时间一到则自动切断电源并鸣笛,使用起来很方便。

## 六、应用

高压蒸汽灭菌法为最常用的灭菌方法,一般以 103.4 kPa 处理 15～20 min,可达到对物品进行灭菌的目的。凡耐高温和潮湿的物品,如常用培养基、生理盐水、衣服、纱布、玻璃器材等都可用本法灭菌。

数字资源

**ER 1-1-2** 高压蒸汽灭菌器的使用

# 任务三　生物安全柜的使用

生物安全柜是为操作原代培养物、菌毒株以及诊断性标本等具有感染性的实验材料时,用来保护操作者本人、实验室环境以及实验材料,使其避免暴露于上述操作过程中可能产生的感染性气溶胶和溅出物而设计的。

## 一、结构

生物安全柜由带工作台的特制金属柜、过滤装置、排风装置、照明系统等组成。这些装置根据生物安全柜的级别不同而异。二级生物安全柜是目前应用最为广泛的柜型。

## 二、原理

在一级生物安全柜内操作时,排出的气体先经过废气通道到达 HEPA 过滤器,再排出到环境中。HEPA 过滤器为高效空气过滤器,可以捕捉 99.97%的直径在 0.3 μm 的粒子,对于大于 0.3 μm 的粒子,其捕捉率可达 99.9%,这就使已知的感染因子均被有效捕获,保证排出的气体中不含微生物。二级生物安全柜与一级生物安全柜的区别是,进入空气也需经过 HEPA 过滤器,保证覆盖在台面上的空气是无菌的,不仅提供个人防护,还保护样品不受污染。三级生物安全柜中整个环境是完全密闭的,进入空气经 HEPA 过滤器,排出的气体经 2 层 HEPA 过滤器过滤。生物安全柜的作用是有效降低实验室获得性感染的机会,减少人与样品或样品与样品之间交叉污染的机会,保护操作人员、实验室周围环境的生物安全,也保护操作材料不受污染。

## 三、注意事项

**1. 安放**

从生物安全柜前的开口流入柜内的气流速度约为 0.45 m/s。这一单向流的风速,很容易被安全柜附近人员走动、开窗等动作和送风配风器、门的开关所干扰。理想的生物安全柜的放置位置为远离活动及可能有干扰气流的地方。应尽量在安全柜的后侧及两侧留下 30 cm 的空间,便于维护作业。柜子上方留下 30~35 cm 的高度,以便对排风过滤器的风速进行精确测量,并为排风过滤器的更换留下足够空间。安全柜前的玻璃观察窗不得在安全柜使用状态时打开。

**2. 操作人员**

使用生物安全柜时,操作人员手臂地伸入或取出应缓慢,并垂直于前端开口处,从而保证安全柜前端气流的完整性。应在手或胳膊伸入柜中 1 min 后开始操作,以便安全柜对手或胳膊表面的空气进行净化处理。实验所需器材应一次性放入生物安全柜,以便操作时不会因手臂来回进出柜子,干扰气流。柜内所有的操作要在工作面的中部或后部进行,并能通过玻璃观察窗看到。

**3. 仪器材料的放置**

柜内的仪器和材料必须保持在最少数量,摆放物品不要阻塞后面气口处的空气流通。物品放入生物安全柜前,表面要用 70%乙醇溶液(酒精)消毒。试验材料尽量放在柜的后面,试验器材应按从清洁到污染的顺序摆放。

**4. 操作和维持**

生物安全柜的风扇在工作前和工作完成后要再各运行 5 min,以完全净化柜内空气。大多数生物安全柜设计为全天开机,连续开机有利于控制实验室灰尘和粒子。一天内若有数个操作过程,建议间隙期不要中断运行;实验开始前 5 min 应启动生物安全柜,以净化局部空气。

**5. 酒精灯和紫外线灯**

生物安全柜内近似无菌的环境,应避免使用酒精灯和紫外线照射。酒精灯可干扰气流运行,还有易燃易爆的危险。必要时可用红外线接种环灭菌器代替酒精灯。

**6. 清洁消毒**

一天工作结束时,用漂白粉液或 70%乙醇溶液等消毒剂擦拭工作台表面和各个内壁面及玻璃内面;如使用漂白粉液这种有腐蚀性的消毒剂,则要用灭菌水进行二次擦拭。建议工作柜在清洁、消毒时处在工作状态，以便在安全柜关闭前将其中的气体清除掉。生物安全柜内的所有物品(包括设备)，都应在工作前后进行表面的去污处理和消毒。

数字资源

ER 1-1-3 生物安全柜

ER 1-1-4 二级生物安全(BSL-2)实验室

ER 1-1-5 电热鼓风干燥箱

# 任务四 分光光度计使用方法

分光光度法是利用物质所特有的吸收光谱对物质进行定性或定量分析的一项技术。它具有灵敏度高、操作简便、快速等优点，是生物化学实验中最常用的实验方法。许多物质的测定都采用分光光度法。

## 一、原理

光的本质是一种电磁波，具有不同的波长。肉眼可见的光称为可见光，波长范围在400～760 nm，10 nm＜波长＜400 nm 的光称为紫外光，1 mm＞波长＞760 nm 的光称为红外光。可见光区的光因波长不同而呈现不同的颜色，这些不同颜色的光称为单色光。单色光并非单一波长的光，而是一定波长范围内的光。可见光区的单色光按波长顺序排列为：红、橙、黄、绿、青、蓝、紫。

许多物质的溶液具有颜色，有色溶液所呈现的颜色是由于溶液中的物质对光的选择性吸收所致。不同的物质由于其分子结构不同，对不同波长光的吸收能力也不同，因此具有其特有的吸收光谱。即使是相同的物质由于其含量不同，对光的吸收程度也不同。利用物质所特有的吸收光谱来鉴别物质或利用物质对一定波长光的吸收程度来测定物质含量的方法，称为分光光度法，所使用的仪器称为分光光度计。

朗伯-比尔(Lambert-Beer)定律是分光光度法的基本原理。当一束单色光通过一均匀的溶液时，一部分被吸收，一部分透过，设入射光的强度为 $I_0$，透射光强度为 $I$，则 $\frac{I}{I_0}$ 为透光度，用 $T$ 表示。

当溶液的液层厚度不变时，溶液的浓度越大，对光的吸收程度越高，则透光度越小。即

$$-\lg T = KC$$

式中：$K$ 为吸光系数，$C$ 为浓度。

当溶液浓度不变时，溶液的液层厚度越大，对光的吸收程度越高，则透光度越小。即

$$-\lg T = KL$$

式中：$L$ 为液层厚度。

将以上两式合并可用下式表示：

$$-\lg T = KCL$$

研究表明：溶液对光的吸收程度即吸光度($A$)又称消光度($E$)或光密度($OD$)，与透光度($T$)呈负对数关系，即

$$A = -\lg T$$

故
$$A = KCL$$

上式为朗伯-比尔定律，其意义：当一束单色光通过一均匀溶液时，溶液对单色光的吸收程度与溶液浓度和液层厚度的乘积成正比。

朗伯-比尔定律常被用于测定有色溶液中物质含量，其方法是配制已知浓度的标准液(S)，将待测液(T)与标准液以同样的方法显色，然后放在厚度相同的比色皿中进行比色，测定吸光度，得出 $A_S$ 和 $A_T$，根据朗伯-比尔定律：

$$A_S = K_S C_S L_S \qquad A_T = K_T C_T L_T$$

两式相除得：
$$\frac{A_S}{A_T} = \frac{K_S C_S L_S}{K_T C_T L_T}$$

由于是同一类物质其 $K$ 值相同，又由于比色皿的厚度相等，所以 $K_S = K_T$，$L_S = L_T$ 则

$$\frac{A_S}{A_T} = \frac{C_S}{C_T}$$

$$C_T = \frac{A_T}{A_S} \times C_S$$

此即朗伯-比尔定律的应用公式。

## 二、应用

利用分光光度法对物质进行定量测定主要有以下几种方法。

### (一) 标准管法

将待测溶液与已知浓度的标准溶液在相同条件下分别测定 $A$ 值，然后按下式求得待测溶液中物质的浓度。

$$C_T = \frac{A_T}{A_S} \times C_S$$

### (二) 标准曲线法

先配制一系列浓度由小到大的标准溶液，分别测定出它们的 $A$ 值，以 $A$ 值为横坐标，浓度为纵坐标，作标准曲线。在测定待测溶液时，操作条件应与制作标准曲线时相同，以待测液的 $A$ 值从标准曲线上查出该样品的相应浓度。

### (三) 吸收系数法

当某物质溶液的浓度为 1 mol/L，厚度为 1 cm 时，溶液对某波长的吸光度称为该物质的摩尔吸光系数，以 $\varepsilon$ 表示。$\varepsilon$ 值可通过实验测得，也可从手册中查出。

已知某物质 $\varepsilon$ 值，只要测出其 $A$ 值再根据下式便可求得样品的浓度。

$$C = \frac{A}{\varepsilon}$$

## 三、分光光度计

分光光度计种类较多，其结构基本相似，以 7200 型分光光度计为例说明。

（一）主要部件

7200 型分光光度计的主要部件包括光源室、单色光器、试样室、光电池暗盒、电子系统及数字显色器等部件。

（二）工作过程

如图 1-1-3 所示，由钨灯发出的连续辐射光经滤色片选择及聚光镜聚光后经入射狭缝进入单色光器，进入单色光器的复合光通过平面反射镜反射及准直镜准直变成平行光射向色散元件光栅，光栅将入射的复合光通过衍射作用形成按照一定顺序均匀排列的连续单色光谱，此单色光重新回到准直镜上，由于仪器出射狭缝设置在准直镜的焦面上，这样从光栅色散出来的光谱经准直镜后利用聚光原理成像在出射狭缝上，通过调节与准直镜和光栅联动的波长调节旋钮，出射狭缝可选出指定带宽的单色光。单色光通过聚光镜落在试样室被测样品中心，一部分被吸收，一部分透过，透射光经光门射向光电池，产生光电流，光电流经检流计的仪表显示出来。

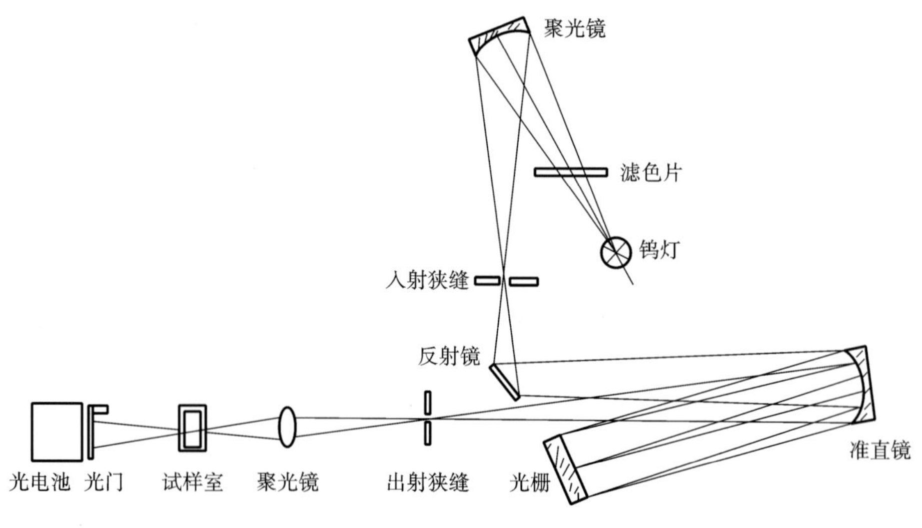


**图 1-1-3　7200 型分光光度计光学系统图**

（三）波长的选择

郎伯-比尔定律只适用于单色光，不同颜色的溶液，吸收的单色光是不同的。因此，不同颜色的待测溶液，应选择不同波长的单色光。其选择原则是使被测溶液的单位浓度的吸光度变化最大，也即最容易被溶液吸收的波长。通常是根据其光吸收曲线来选择最佳测定波长。

（四）操作方法

（1）接通电源，打开开关指示钮，预热 20 min。

（2）选择所需的波长。

（3）打开试样室盖，将空白液、标准液、测定液分别倒入 3 个比色杯中，将 3 个比色杯与黑色比色杯一起放入比色盒，盖上试样室盖。

（4）将黑色比色杯对准光路，通过 Mode 选择 T 模式，并调节 $T=0$；轻轻拉动比色槽拉杆，将空白溶液对准光路，调节 $T=100\%$。

(5) 通过 Mode 选择 A 模式，轻轻拉动比色槽拉杆，先后将标准溶液和测定溶液对准光路，分别记录 $A_{标}$ 和 $A_{测}$。

(6) 比色完毕，关闭电源，拔下插头，取出比色杯，合上比色箱盖，套上布罩。将比色杯倒置晾干。

### (五) 注意事项及维护

(1) 使用仪器前应先了解本仪器的结构和工作原理以及各个操作旋钮的功能。

(2) 在未接通电源前，应对仪器进行检查，电源通地要良好。放大器暗盒的硅胶如变红色应及时更换或烘干后再用。

(3) 每台仪器所配套的比色杯不能与其他仪器上的比色杯单个调换。

(4) 仪器停止工作时，应切断电源。

(5) 保持仪器的清洁和干燥，仪器在停止使用时应用塑料套子将仪器罩住，在套子内放数袋硅胶防潮。

(6) 仪器工作数个月或搬动后，要检查波长和吸光度精度，以确保仪器的使用和精度。

## 任务五　生物信号采集系统的使用

研究人员、老师和学生可以通过生物信号采集系统(亦称为生物机能实验系统)观察到的各种生物机体内的或从离体器官中探测到的生物电信号以及张力、压力、温度等生物非电信号的波形，从而对生物机体在不同的生理或药理实验条件下所发生的机能变化加以记录与分析。生物机能实验系统是研究生物机能活动的主要设备和手段之一(图 1-1-4)。

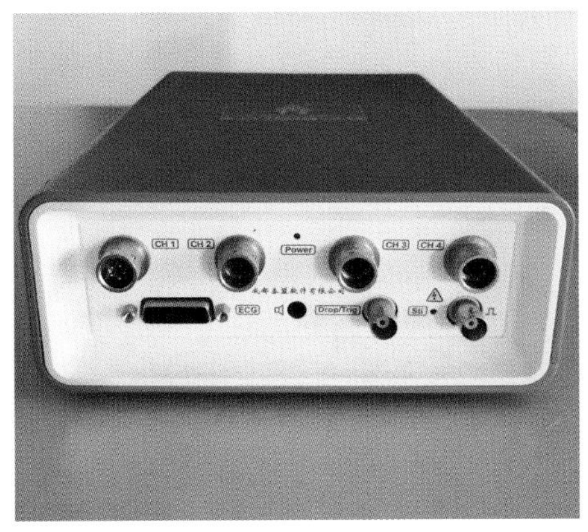


图 1-1-4　生物机能实验系统

其基本原理：首先将原始的生物机能信号，包括生物电信号和通过传感器引入的生物非电信号进行放大、滤波等处理，然后对处理的信号通过模数转换进行数字化并将数字化后的生物机能信号传输到计算机内部，计算机则通过专用的生物机能实验系统软件接收从生物信号放大、采集硬件传入的数字信号，然后对这些收到的信号进行实时处理。另外，生

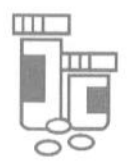


物机能实验系统的软件也可以接收使用者的指令向实验动物发出刺激信号。

BL-420 生物机能实验系统的操作步骤如下。

(1) 在桌面上双击 BL-420 生物机能实验系统进入界面，再点击“设置”，选择实验人员，然后输入学生姓名等信息，点击“确定”，最后选择实验项目。

(2) 调节走纸速度和灵敏度。

(3) 描记曲线，待实验结果明显时暂停走纸并做标记(暂停走纸单击右键选“添加特殊标记”→输入标记→点击“确定”)。

(4) 剪辑和打印：实验项目观察后暂停实验，点击工具条上“剪辑”(剪刀)按钮→点击左键→选定所要的实验结果→实验结果自动移至图形剪辑窗口→用鼠标拉动图形至适当位置→选图形剪辑窗口右下方工具条上的退出按钮(门框)或单击右边的“EXIT”回通道显示窗口→重复剪辑所需的实验结果→整理图形打印。

# 项目二 医学实验学方法与技术

## 任务一　人体解剖的方法与要求

学习人体解剖学不仅要听、要读、要看、要理会，更重要的是自己要亲自动手解剖观察，经过实际的尸体解剖，更深入地理解所听到、读到、看到的解剖学知识，特别是人体内各主要器官的形态特征、位置、毗邻和层次关系等。这样不仅使学生可以学到人体结构的基本理论、基本知识和基本技能，而且经过实地解剖操作，可为后继课程的学习奠定坚实的基础。

### 一、人体解剖学的实验方法

**1. 肉眼观察**

肉眼观察包括观察模型、大体标本和陈列标本等的观察。

**2. 动手操作**

动手操作包括活体触摸（骨性标志、肌性标志、动脉搏动点、心尖搏动点、肝脾境界等）和尸体解剖（大体解剖和局部解剖）。

**3. 熟悉常用的解剖器械**

为了更好地完成实验教学的内容，要求学生在上课前应了解常用解剖工具（剪刀、手术刀、肋骨剪、镊子、探针、咬骨钳、锯子、骨锉、锤子等）的用法。

**4. 初步学习解剖的基本方法**

（1）做皮肤切口：切皮时应将持刀的手掌与标本相接触，用锋利的刀尖切开皮肤，不要切得太深。

（2）翻折皮肤：用镊子夹住切开的皮瓣的一角，用利刀仔细切断连接皮肤与浅筋膜的白色纤维，使浅筋膜留在原位。在翻开大块皮肤时，可以先在剥离的皮瓣上切一个小洞，将食指插入并将皮瓣拉紧，然后用刀分离皮肤和浅筋膜。

（3）剥离浅筋膜：浅筋膜内含有脂肪，其厚薄在不同部位差异较大。浅筋膜内含有皮神经和血管，尤其有许多小静脉。脂肪多的浅筋膜最好用钝性分离，也可用闭合钝镊或钝剪分离。

(4) 分离、修洁肌肉：用手指或钝探针分离肌肉之间的疏松结缔组织，用利刀和镊除去肌肉表面的结缔组织，修洁肌肉的边缘和起止点，辨别肌肉纤维的方向。

(5) 分离解剖血管神经束：首先用手指、刀柄或钝探针将血管神经束与周围结构分开，然后用剪刀打开其结缔组织鞘，用镊子夹住血管神经束，用剪刀沿束的长轴分离束中的血管和神经。

### 二、人体解剖学实验的要求

(1) 实验前先把学生按学号分好组，每个组选出一个组长，负责本组器械发放与收回、器械损坏的记录、分管卫生的打扫与保持以及与实验老师间的交流。

(2) 解剖时仅暴露所要解剖的部位，其他部分特别是头、手或足部必须用塑料或湿毯包盖，以免干硬。

(3) 解剖结束后必须把剥除的组织碎片清除干净。

(4) 解剖工具使用后要擦拭干净，做好保养并收藏，不能随手乱扔或带回宿舍。

(5) 包裹、扎好整个尸体，并采用防霉措施存放好尸体。

(6) 在解剖标本时一定要保持实验室地面整洁。

(7) 模型看完后要放回原处。

(8) 损坏解剖器械的要照价赔偿。

## 任务二　组织切片的制作与常用染色法

### 一、目的要求

以石蜡包埋、苏木精-伊红(HE)染色为基础介绍组织切片制作的一般过程及基本原理，使同学们了解切片是整体组织的一个平面，切片中各种组织及细胞结构可被染上不同的颜色，并使同学们懂得每张切片都是花费很大的人力、物力才完成的，应珍惜爱护。

### 二、制作方法

#### 1. 取材

从人体或动物身上取出所需要的器官材料，要求新鲜，材料大小一般在 3 mm×3 mm～3 mm×5 mm 之间。

#### 2. 固定

将取出的材料立即投入固定液内，目的是防止组织腐败和自溶，使它保持原有的结构。常用的固定液有 10%福尔马林和 Bouin 氏液等。固定时间需 24 h 左右。

#### 3. 石蜡包埋

(1) 脱水：从用低浓度酒精开始，逐渐递升至用高浓度酒精，即依次用 50%、70%、80%、95%酒精各置 12～24 h。因 100%酒精有脆化组织作用，故放置时间不宜太长，放置 2～3 h 即可，然后放入二甲苯至酒精内 0.5 h。

(2) 放入二甲苯,直至标本透明为止,时间约 0.5 h。

(3) 透蜡:将材料移置二甲苯加石蜡内,放入 60 ℃温箱中,放置时间约 30 min,然后移入石蜡Ⅰ、Ⅱ、Ⅲ,使石蜡逐渐透入组织。每级时间约 1 h。

(4) 包埋:将溶解的石蜡倒入金属框或纸盒内,然后将浸蜡组织埋于金属框中央,待冷却后即成坚硬的蜡块。

**4. 切片**

(1) 将标本蜡块装在切片机上,切成 5～7 μm 的薄片,然后把切片放在温水器皿中展开。

(2) 将展开的组织切片移在载玻片上,放在 40 ℃温箱中 24 h 后,烘干。

**5. HE 染色**

(1) 脱蜡:将切片放入二甲苯内 5～10 min。

(2) 脱二甲苯:依次将切片置于 100%、95%、80%、70%酒精内,每级置 5 min,然后移入蒸馏水。

(3) 染苏木精:用 Harris 氏苏木精染色液染细胞核 10 min,再用 0.5%盐酸酒精分色,约 30 s,流水冲洗 1 h 以上。

(4) 染伊红:先把切片用 50%、70%、80%酒精各脱水 5 min,再用 0.5%饱和酒精伊红溶液染细胞质 1 min。

(5) 透明:依次置于 95%、100%酒精中,每级置 10 min。

**6. 封固**

切片上滴以中性树胶,然后覆上盖玻片,标本即可长期保存。

## 三、染色结果

所有的细胞核被染成蓝紫色,大部分细胞膜与细胞质被染成红色。

# 任务三　实验动物的选择、抓取与固定

## 一、实验动物的选择

实验动物的选择原则是根据实验目的而定。实验动物的种属、品系和个体特性常常影响到实验的成败。一般来说,实验动物应该具备三个基本要求,即遗传性状的稳定性、个体间的均一性和来源的充足性。

**1. 种属的选择**

常用的医学实验动物有家兔、豚鼠、小白鼠(小鼠)、大白鼠(大鼠)、地鼠、绵羊、鸡等。由于动物的进化层次较低,故实验动物的许多生物学特性与人类存在差异。这些差异的存在,将会影响到实验结果应用于人体的合理性。因此,选择的实验动物在结构、机能和代谢特点等方面应尽可能与人类接近。

此外,不同种属的动物对于同一刺激物的反应也不同。如动物对致敏物质的反应强弱大致是豚鼠＞家兔＞狗＞小鼠。所以，研究过敏反应或变态反应时宜选用豚鼠；而家兔的体温变化灵敏，故常用于发热、热原鉴定和解热药的研究。

**2. 品系的选择**

实验动物的生物学特性如解剖结构、生理生化特性、行为特点、疾病与免疫、药物反应、对病原体的感受性及生殖与寿命等均与其遗传学背景相关联。同一种动物的不同品系，对同一刺激物的反应并不相同。因此，要想获得可靠而准确的实验数据，就应严格选择动物的品系。

**3. 个体的选择**

同一品系的不同个体对同一刺激物的反应也存在着差异。个体差异产生的原因与年龄、性别、体重、健康状况和生理状态有关。

(1) 年龄：尽量减少同一批次实验动物的年龄差异，可以增加实验数据的准确性和可靠性。一般年幼动物对刺激的敏感性较成年动物要强。因此，要根据实验目的选择适龄动物。通常急性实验多选用成年动物，而慢性实验多选择年幼动物。

(2) 性别：性别不同的同品种动物对同种刺激的敏感性也不同。因此，在研究性实验中，只有在已证明实验动物的性别对实验无影响时，才可以雌雄不限。否则，应遵循雌雄各半的原则。

(3) 体重：实验动物的体重与年龄、喂养条件及有无疾病密切相关。因此，应选择同批次、体重相当的实验动物。

(4) 健康状况：原则上要选择健康的动物做实验。从外观看健康动物的体形丰满，发育正常，皮毛有光泽，眼睛明亮，反应敏捷，行动迅速，食欲良好，腹部无膨隆，肛门区清洁，外生殖器及爪趾无损伤。

(5) 生理状态：动物在特殊的生理状态下(如妊娠、哺乳期)，机体的反应性有很大变化，遇到这种情况时，观察指标就会受到影响，应做相应处理。

## 二、实验动物的抓取与固定

如何正确抓取并固定实验动物，避免损伤实验动物，是保证实验顺利进行、观察指标准确有效的重要环节。抓取与固定动物的方法依实验内容和动物类别而定。抓取、固定动物前，必须对各种动物的一般习性有所了解，抓取固定时既要小心仔细，不能粗暴，又要大胆敏捷，确实达到正确抓取与固定动物的目的。

### (一) 小鼠的抓取与固定方法

**1. 单手抓取固定法(图 1-2-1)**

小鼠性情较温顺，挣扎力小，比较容易抓取与固定。抓取时，用左手拇指和食指捏住小鼠尾巴中部放在格板或鼠笼上。趁着小鼠试图挣脱的瞬间，迅速用另外三个手指压住小鼠的尾巴根部于手掌；放松拇指和食指，用另外三个手指控制小鼠，然后用食指和拇指捏住小鼠头部两边疏松的皮肤提起小鼠，完成抓取与固定。

注意：抓小鼠尾巴应抓住尾巴中部或根部，不能仅捏住小鼠尾巴的尾端，因为这时小鼠的重量全部集中到尾端，如果小鼠挣扎，有可能弄破尾端。

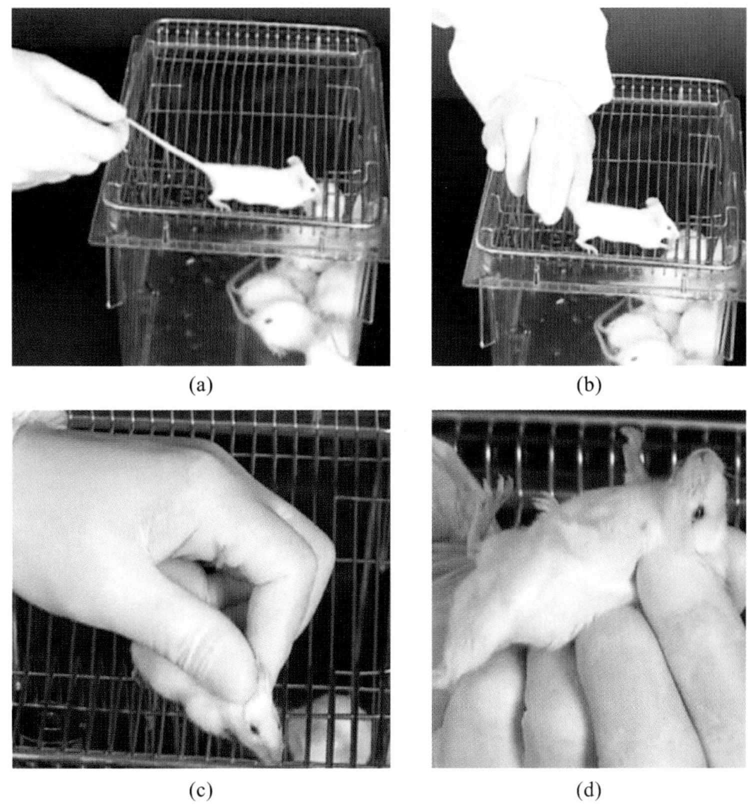
(a) (b)
(c) (d)

图 1-2-1 单手抓取固定法

**2. 双手抓取固定法(图 1-2-2)**

抓取时先用右手抓取鼠尾提起，置于鼠笼或实验台后向后拉，在其向前爬行时，用左手拇指和食指抓住小鼠的两耳和颈部皮肤，将鼠体置于左手手心中，用右手把后肢拉直，以无名指按住鼠尾，小指按住后腿即可。这种在手中固定的方式，能进行实验动物的灌胃，皮下、肌内和腹腔注射以及其他实验操作。

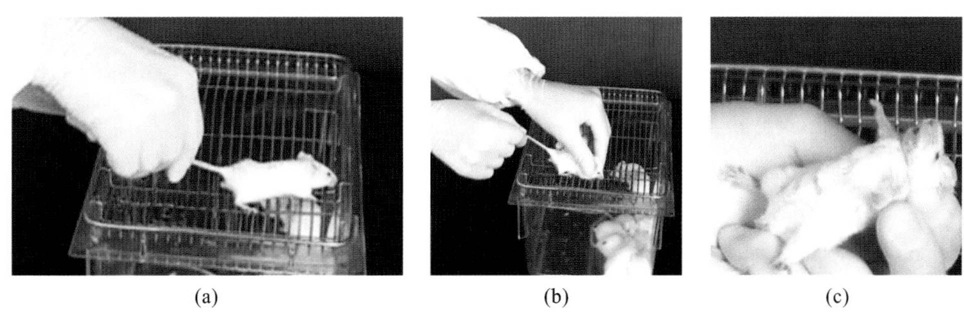
(a) (b) (c)

图 1-2-2 双手抓取固定法

注意：抓小鼠时最好戴上较厚的手套，防止被咬。

**3. 尾静脉固定法(图 1-2-3)**

如要进行解剖、手术、心脏采血和尾静脉注射，则需将小鼠进行一定形式的固定，解剖手术和心脏采血等时均可使小鼠先取背卧位(必要时先行麻醉),再用大头针将小鼠的前后肢依次固定在蜡板上。进行尾静脉注射时,可用小鼠尾静脉固定架固定,先根据小鼠大小选择合适的固定架,打开鼠筒盖,手提鼠尾巴,让小鼠头对准鼠筒口并送入筒内,调节鼠筒长短合适后,露出鼠尾巴,固定筒盖,即可进行尾静脉注射或尾静脉采血等操作。

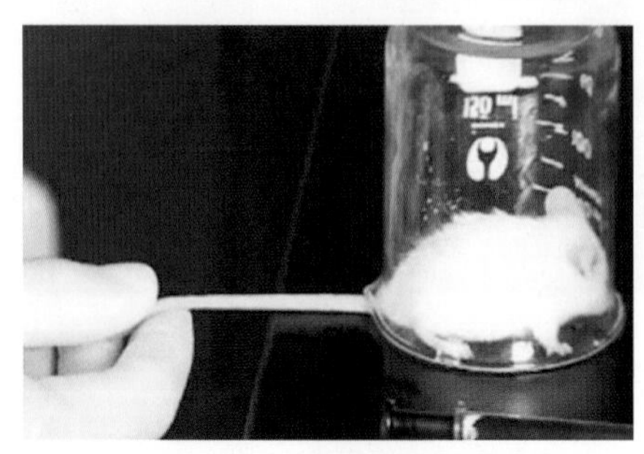

图 1-2-3 尾静脉固定法

(二) 大鼠的抓取与固定方法

大鼠的抓取方法基本同小鼠,只不过大鼠比小鼠牙尖而且性猛,不宜用袭击方式抓取,否则会被咬伤手指,抓取时为避免咬伤,可戴上帆布手套。如果对大鼠进行腹腔、肌内、皮下等注射和灌胃时,同样可采用左手固定法,只是用拇指和食指捏住鼠耳,余下三指紧捏鼠背皮肤,置于左手掌心中,这样右手即可进行各种实验操作。也可伸开左手的虎口,敏捷地从后面一把抓住大鼠。若做手术或解剖等,则需事先麻醉或处死大鼠,然后用细棉线绳缚住腿,背卧位绑在大鼠固定板上;进行尾静脉注射时的固定与小鼠相同(只需将固定架改为大鼠固定盒即可)。

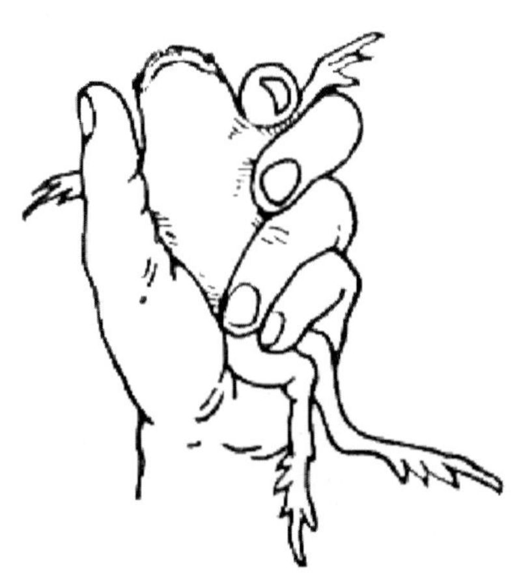

图 1-2-4 蛙类的抓取与固定方法

(三) 蛙类的抓取与固定方法

蛙类抓取方法宜用左手将动物背部贴紧手掌固定,以中指、无名指、小指压住其左腹侧和后肢,拇指和食指分别压住其左和右前肢,右手进行操作(图 1-2-4)。

在抓取蟾蜍时,注意勿挤压其两则耳部突起的毒腺,以免毒液射进眼中。

实验如需长时间观察,可破坏其脑脊髓(观察神经系统反应时不应破坏脑脊髓)或麻醉后用大头针固定在蛙板上,依实验需要采取俯卧位或仰卧位固定。

(四) 豚鼠的抓取与固定方法

豚鼠较为胆小易惊,所以在抓取时,必须稳、准、快。一般抓取方法:先用一只手的手掌迅速扣住鼠背,抓住其肩胛上方,以拇指和食指环握颈部,另一只手托住臀部(图 1-2-5)。固定的方式基本同大鼠。

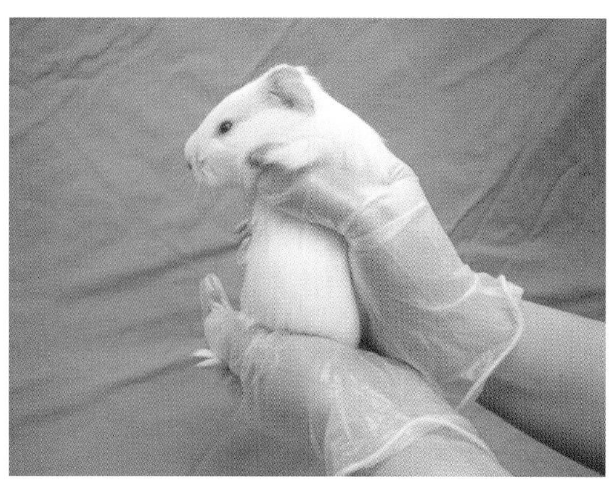

图 1-2-5　豚鼠的抓取

### (五) 兔的抓取与固定方法

**1. 抓取**

实验家兔多数饲养在笼内,所以抓取较为方便,一般以右手抓住兔颈部的毛皮提起,然后左手托其臀部或腹部,让其身体重量的大部分集中落在左手上(图 1-2-6),这样就避免了抓取过程中的动物损伤。

注意:兔不能采用抓双耳或抓提腹部的方法。

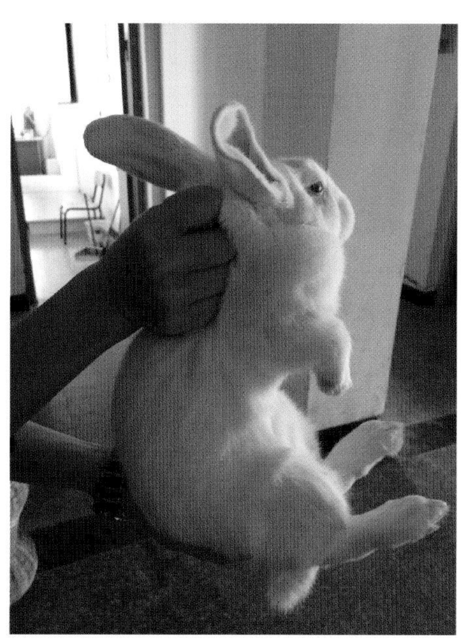

图 1-2-6　家兔的抓取

**2. 固定**

一般将家兔的固定分为盒式固定和台式固定等。盒式固定(图 1-2-7),适用于兔耳采血、耳血管注射等情况;若做血压测量、呼吸测定等实验和手术时,则需将家兔固定在手术台上(图1-2-8),四肢用粗棉绳活结绑住,拉直四肢,将绳绑在手术台四周的固定木块上,头

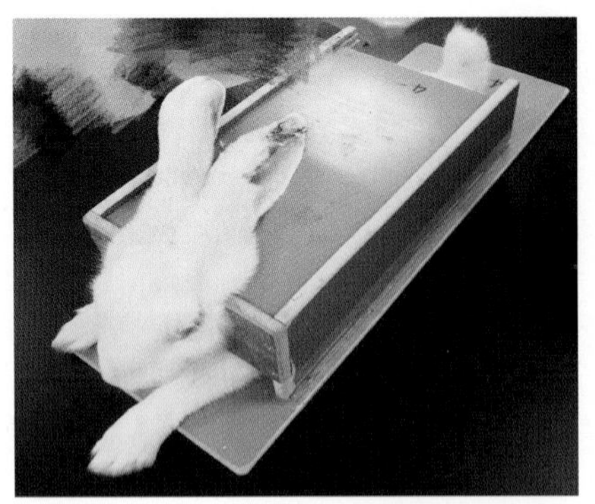

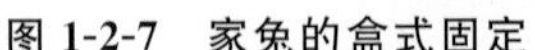

图 1-2-7　家兔的盒式固定

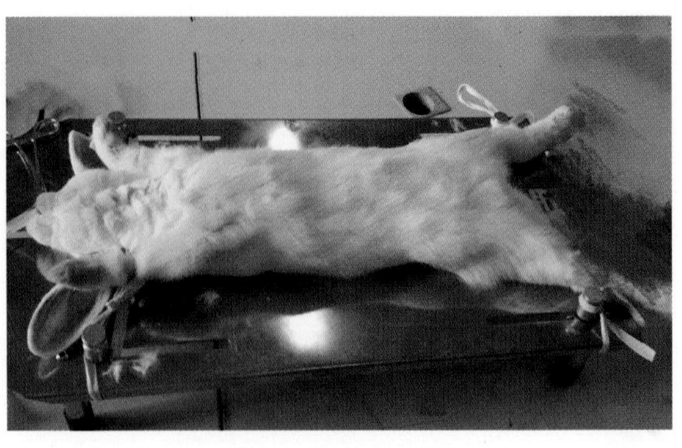

图 1-2-8　家兔的手术台

以固定夹固定或用一根粗棉绳挑过兔门齿绑住固定。

## 任务四　实验动物的给药方法

在动物实验中，为了给动物麻醉或者观察药物对机体功能、代谢及形态的影响，常需将药物注入动物体内。给药的途径和方法是多种多样的，可根据实验目的、实验动物种类和药物剂型等情况确定。

（一）皮下注射

注射时以左手拇指和食指提起动物皮肤，将连有5(1/2)号针头的注射器刺入皮下（图1-2-9）。皮下注射部位：一般狗、猫多在大腿外侧，豚鼠在后大腿的内侧或小腹部，大鼠可在侧下腹部，兔在背部或耳根部，蛙可在脊背部淋巴腔注射。

（二）肌内注射

肌内注射应选肌肉发达、无大血管通过的部位，一般多选臀部。注射时垂直迅速刺入肌肉，回抽针栓如无回血，即可进行注射。给小鼠、大鼠等小动物做肌内注射时，用左手抓住鼠两耳和头部皮肤，右手取连有5(1/2)号针头的注射器，将针头刺入大腿外侧肌肉，将药液注入（图1-2-10）。

（三）腹腔注射

用大、小鼠做实验时，以左手抓住动物，使动物腹部向上，右手将注射针头于左（或右）下腹部刺入皮下，使针头向前推0.5～1.0 cm，再以45°角穿过腹肌，固定针头，缓缓注入药液（图1-2-11），为避免伤及内脏，可使动物处于头低位，使内脏移向上腹。若实验动物为家兔，进针部位为距下腹部的腹白线1 cm处。

（四）静脉注射

**1. 家兔的耳缘静脉注射**

兔耳部血管分布清晰，兔耳中央为动脉，耳外缘为静脉。内缘静脉深，不易固定，故不用；外缘静脉表浅，易固定，常用。先拔去家兔注射部位的被毛，用手指弹动或轻揉兔耳，使静脉充盈，左手食指和中指夹住静脉的近端，拇指绷紧静脉的远端，无名指及小指垫在下

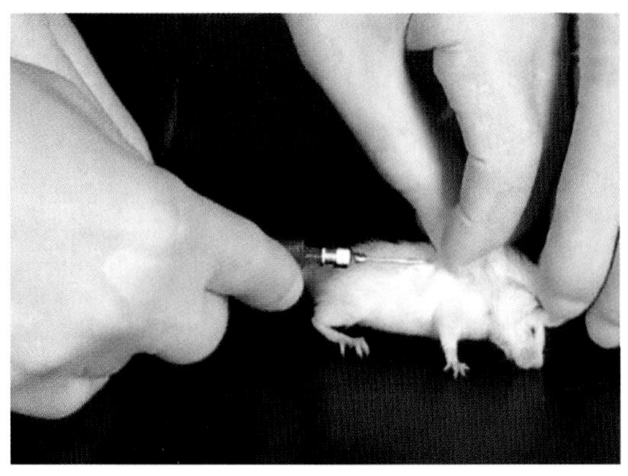

图 1-2-9 皮下注射

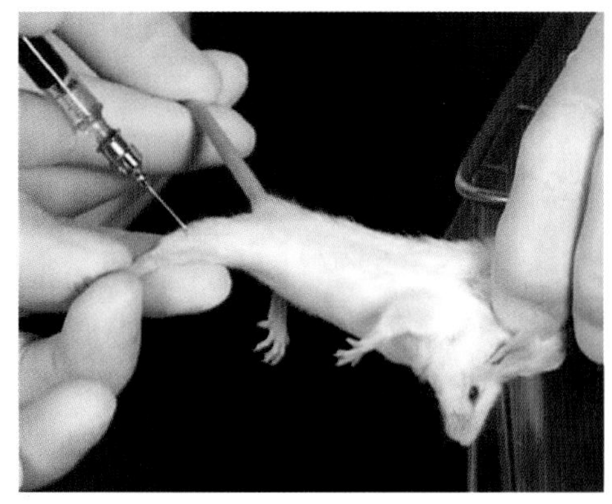

图 1-2-10 肌内注射

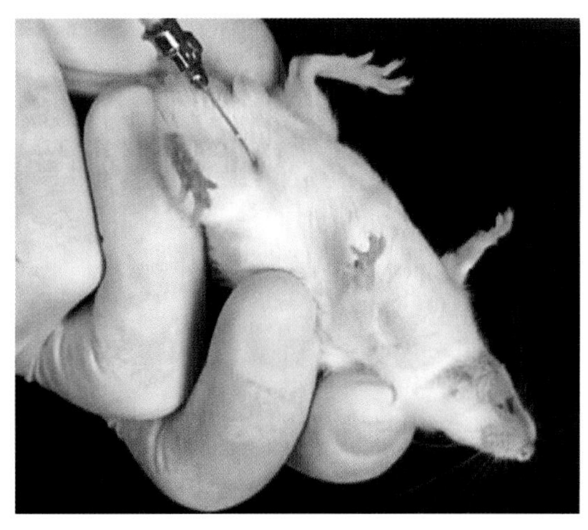

图 1-2-11 腹腔注射

面，右手持注射器连 6 号针头尽量从静脉的远端刺入，移动拇指于针头上以固定针头，放开食指和中指，将药液注入(图 1-2-12)，然后拔出针头，用纱布压迫针眼片刻。

**2. 小鼠和大鼠的静脉注射**

小鼠和大鼠的静脉注射一般采用尾静脉注射，鼠尾静脉有三根，左右两侧及背侧各一根，左右两侧尾静脉比较容易固定，多采用，背侧一根也可采用，但位置不易固定。操作时先将动物固定在鼠筒内或扣在烧杯中，使尾巴露出，尾部用 45～50 ℃的温水浸润半分钟或用酒精擦拭使血管扩张，并可使表皮角质软化，以左手拇指和食指捏住鼠尾两侧，使静脉充盈，用中指从下面托起尾巴，以无名指和小指夹住尾巴的末梢，右手持注射器连 4(1/2)号细针头，使针头与静脉平行，从尾下四分之一处(距尾尖 2～3 cm)处进针，此处皮薄易于刺入，先缓注少量药液，如无阻力，表示针头已进入静脉，可继续注入。注射完毕后把尾部向注射侧弯曲以止血。如需反复注射，应尽可能从末端开始，以后向尾根部方向移动注射(图 1-2-13)。

**(五) 经口给药**

在急性试验中，经口给药多用灌胃法，此法剂量准确，适用于小鼠、大鼠、家兔等动物。

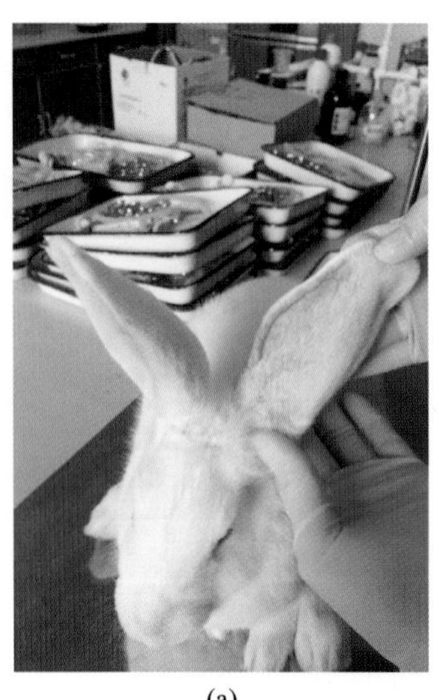
(a)

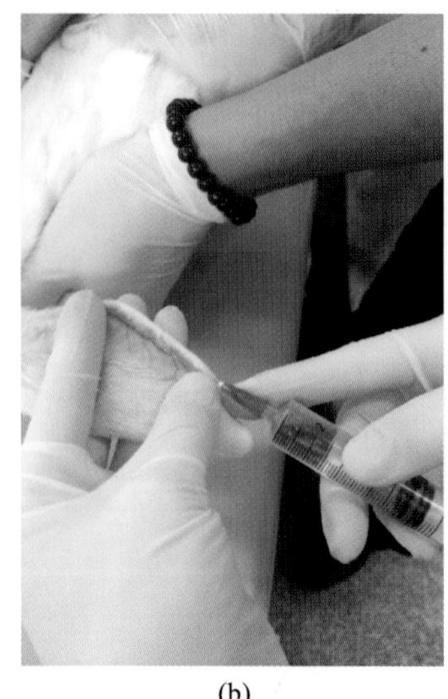
(b)

图 1-2-12 家兔的耳缘静脉注射

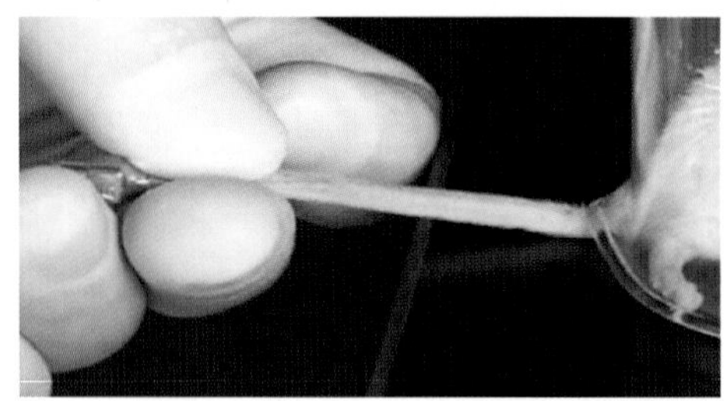

图 1-2-13 小鼠的尾静脉注射

小鼠的灌胃方法：一只手捉持小鼠，使其头、颈和身体呈一直线，另一只手持灌胃器，将灌胃针头从小鼠的嘴角进入，压住舌头，抵住上颚，轻轻向内推进 2～3 cm，此时可有抵抗感，若动物安静、呼吸无异常，即可注入药物，操作宜轻柔，防止损伤食管，如遇阻力较大或推注药物的过程中小鼠发生呛咳，应退出灌胃针头，重新插入(图 1-2-14)。

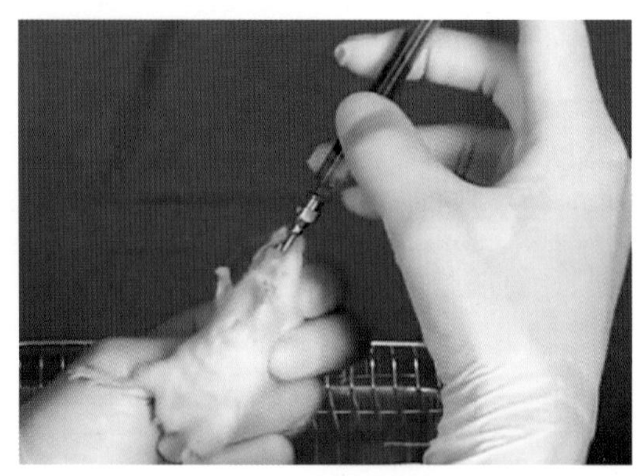

图 1-2-14 小鼠的灌胃方法

# 模块二

# 生物性致病因素

Shengwuxing Zhibing Yinsu

# 项目一
# 微生物学实验技术

## 任务一　细菌形态结构的观察

各种细菌在一定环境条件下，有相对恒定的形态与结构。了解细菌的形态与结构是鉴别细菌的重要方法之一。此外，了解细菌的形态结构对分析细菌的致病性和免疫发生的机制等，也有一定意义。

【目的】

认识细菌的基本形态和特殊结构。

【内容】

（一）细菌的基本形态观察

细菌按其外形分为球菌、杆菌和螺形菌三大类。不同的细菌又可表现出不同的排列方式，在细菌的鉴别上有一定的参考价值。

**1. 材料**

(1) 球菌示教片：葡萄球菌、链球菌、肺炎链球菌和脑膜炎双球菌。

(2) 杆菌示教片：大肠杆菌、变形杆菌。

(3) 螺形菌示教片：霍乱弧菌。

(4) 其他：显微镜、镜油、擦镜纸等。

**2. 方法步骤**

(1) 用油镜观察上述标本片，认识细菌的三种基本形态。

(2) 观察时注意其形状、大小、排列方式等特点并将观察结果记录于表 2-1-1。

**表 2-1-1　细菌的形态、排列方式**

| | 葡萄球菌 | 链球菌 | 肺炎链球菌 | 大肠杆菌 | 变形杆菌 | 霍乱弧菌 |
|---|---|---|---|---|---|---|
| 细菌形态 | | | | | | |
| 细菌排列方式 | | | | | | |

### （二）细菌的特殊结构观察

细菌的特殊结构仅为某些细菌所具有，并且其形成受一定条件限制。它们的存在将赋予细菌一定的功能，在致病性、抗原性以及对细菌的鉴别上都有一定意义。

**1. 材料**

(1) 伤寒杆菌标本片(示鞭毛)。

(2) 肺炎链球菌标本片(示荚膜)。

(3) 破伤风杆菌标本片(示芽胞)。

**2. 方法步骤**

(1) 使用油镜观察细菌的鞭毛、荚膜和芽胞的标本片。

(2) 观察时，注意鞭毛形态、数量及其位置；注意荚膜的大小及其与菌体的关系；注意芽胞在菌体上的位置和大小。将所观察到的细菌特殊结构的形态特点记录于表2-1-2。

**表2-1-2 细菌的特殊结构及形态特点**

| | 伤寒杆菌 | 肺炎链球菌 | 破伤风杆菌 |
|---|---|---|---|
| 特殊结构 | | | |
| 形态特点 | | | |

# 任务二 细菌的染色检查法

细菌的染色方法很多，可分为单染、复染及各种特殊染色法。其中最为广泛使用的一种鉴别染色法是由丹麦医生Christian Gram于1884年创建的革兰(Gram)染色法。利用这种方法可将细菌分为革兰阳性菌($G^+$)和革兰阴性菌($G^-$)两大类。这不仅有助于鉴别细菌、指导临床、选择用药，还能了解细菌的致病性，因此革兰染色法在细菌学检验中是最为重要和必须掌握的染色方法。

【目的】

(1) 熟练掌握细菌涂片标本的制作及革兰染色法。

(2) 熟悉革兰染色法的原理及意义。

(3) 了解细菌特殊构造的染色法。

【内容】

**1. 原理**

革兰染色法的原理有多种解释。

(1) 革兰阳性菌细胞壁结构比革兰阴性菌致密，肽聚糖层厚，脂类含量低，乙醇不易透入，故菌体内龙胆紫-碘复合物不易被乙醇脱色。

(2) 革兰阳性菌含有大量核糖核酸镁盐，可与龙胆紫和碘结合成大分子复合物，不易脱出，而革兰阴性菌中这种物质含量较少，故易被乙醇脱色。

(3) 革兰阳性菌等电点(pH 2～3)比革兰阴性菌(pH 4～5)低，在同样pH值的染色环境中，革兰阳性菌所带负电荷比革兰阴性菌多，故与带正电荷的龙胆紫染料结合较为牢固，不易脱色。

目前认为，在上述各因素中，细菌细胞壁的结构差异最为重要。例如，当革兰阳性菌细胞壁缺损时，其染色性即由革兰阳性转为革兰阴性。

**2. 材料**

(1) 菌种：葡萄球菌及大肠杆菌培养物或菌液。

(2) 快速革兰染色液试剂盒，包括：

第 1 液(初染液)：龙胆紫液。

第 2 液(媒染液)：碘溶液。

第 3 液(脱色液)：95%乙醇脱色液。

第 4 液(复染液)：沙黄溶液。

(3) 其他：载玻片、接种环、酒精灯、无菌生理盐水等。

**3. 方法步骤**

1) 染色标本制备　细菌染色前要先制备标本片，其步骤分为涂片、干燥和固定三步。

(1) 涂片

①取洁净载玻片 1 张，做好标记后置实验台上。

②取极少量生理盐水，置于载玻片中央。

③将接种环灭菌后，从大肠杆菌斜面培养物上取极少菌苔，混于无菌生理盐水中涂成面积约 1.0 $cm^2$ 的均匀薄膜。

若用菌液或液体培养物、痰、脓液等材料制备涂片时，则不必先滴加无菌生理盐水，可用接种环直接取材涂成薄膜。涂片时必须注意细心操作，使薄膜薄而均匀。

(2) 干燥：在室温中自然干燥。

(3) 固定：涂片干燥后，手持载玻片的一端，涂布面向上，在酒精灯火焰上快速通过 3 次，使细菌固着于载玻片上，以免染色时脱落。注意不要将涂片直接放在火焰上烤，以免破坏细菌结构。待载玻片冷却后即可进行染色。

2) 染色

(1) 初染：在已固定的涂片上滴加 1 滴龙胆紫液，染色 10 s 后，用水缓缓冲洗，并倾去载玻片上的积水。

(2) 媒染：滴加碘液 1 滴，染色 10 s，之后水洗，将表面积水甩干。

(3) 脱色：滴加脱色液 1～2 滴于载玻片上，轻轻摇动载玻片 10～20 s，使其均匀脱色，之后用水冲洗，将表面积水甩干。

(4) 复染：滴加沙黄溶液 1 滴，染色 10 s 后，水洗，然后用吸水纸吸干。

**4. 实验结果与分析**

用显微镜油镜观察染色结果，并将染色结果记录于表 2-1-3。

**表 2-1-3　观察大肠杆菌、葡萄球菌染色特点**

| 细菌 | 形态 | 排列方式 | 菌体染色 | 染色性 |
|---|---|---|---|---|
| 大肠杆菌 | | | | |
| 葡萄球菌 | | | | |

数字资源

ER 2-1-1 革兰染色法

【附录】

接种工具及使用方法如下。接种工具可分为接种环和接种针两类。接种环用来挑取标本、菌液及画菌落、涂平板等，直径一般为 2～4 mm，也可依需要自定。接种针则用来挑取单个菌落，穿刺高层琼脂等。接种环为微生物实验室常用的器材之一，使用前后必须灭菌，灭菌的正确方法如图 2-1-1 所示：点燃酒精灯，右手以持笔式握持接种环，先将接种环的接种丝部分置于火焰中，待金属丝烧红并蔓延至环端，再直接烧灼金属环至烧红，然后将接种环由金属环至金属杆方向快速通过火焰，随后再反方向通过火焰，如此 2～3 次。

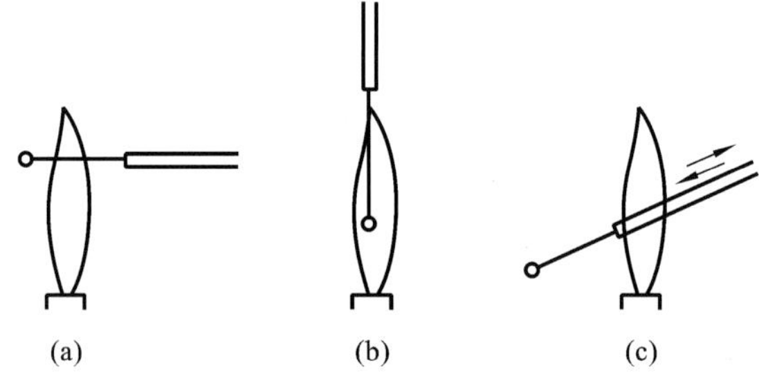


图 2-1-1 接种环的灭菌操作

数字资源

ER 2-1-2 细菌的分离培养(固体培养)

# 任务三 细菌的分布检查

微生物在自然界分布十分广泛，土壤、水、空气、动植物和人体体表以及与外界相通的腔道中，都存在着许多种类不同的微生物。它们大多数对人体是无害的，甚至是必需的，少部分具有致病性。因此，在微生物学实验中必须严格遵守实验规则，听从指导教师的说明，特别要建立起“无菌操作”的观念。

【目的】

(1) 证明在自然界和正常人体均有许多细菌存在。

(2) 理解消毒、灭菌及无菌操作的重要意义。

【内容】

**1. 材料**

(1) 池水、自来水等标本。

(2) 普通琼脂平板、血琼脂平板。

(3) 2%碘酒棉球、75%酒精棉球。

(4) 无菌滴管、无菌试管、无菌生理盐水、镊子、酒精灯、接种环、试管架、灭菌咽拭子等。

**2. 方法步骤**

1) 空气中细菌检查

(1) 取普通琼脂平板一块,在平皿底部做好标记,打开皿盖,暴露于空气中 10 min,然后把皿盖盖好。

(2) 另取普通琼脂平板一块,做好标记,在接种罩内(已经过紫外线灯照射)把皿盖打开暴露 10 min,然后把皿盖盖好。

(3) 将两平板放入 37 ℃温箱内培养 18~24 h 后观察有无细菌生长,比较两块平板上菌落的多少,并将结果记录于表 2-1-4。

**表 2-1-4 空气中细菌检查结果**

| | 菌落数 | 菌落种类 |
|---|---|---|
| 接种皿内空气 | | |
| 实验室空气 | | |

**数字资源**

**ER 2-1-3 恒温培养箱**

2) 水中细菌检查

(1) 用酒精灯烧灼自来水管管口约 1 min,然后打开水龙头放水约 2 min,用无菌试管以无菌操作取自来水标本 3 mL 左右。

(2) 取普通琼脂平板一块,用记号笔做上标记。

(3) 以无菌滴管吸取 1 mL 自来水,加入灭菌平皿中。

(4) 用酒精灯对接种环进行烧灼灭菌,冷却(3~5 s)后,用灭菌的接种环将自来水均匀地涂开,静置 5 min,待水分渗入培养基后倒扣置 37 ℃温箱中培养 24 h 后取出观察,计数菌落,并将结果记录于表 2-1-5。

**表 2-1-5 水中细菌检查结果**

| | 菌落数 | 菌落种类 |
|---|---|---|
| 自来水 | | |

数字资源

ER 2-1-4 细菌分布实验——水中的细菌检查

3）手指皮肤上的细菌检查

（1）取普通琼脂平板一块，于皿底部做好标记，将平板划成二等份，一半用于手指皮肤的细菌检查，另一半用作阴性对照，并做上标记。

（2）以无菌操作法，让手指在平板培养基表面相应部位轻轻涂抹，盖上皿盖。

（3）将平板置于37 ℃温箱内培养24 h后观察细菌生长情况，并将结果记录于表2-1-6。

表 2-1-6 手指皮肤细菌检查结果

| | 菌落数 | 菌落种类 |
|---|---|---|
| 手指按压部分 | | |
| 空白对照部分 | | |

数字资源

ER 2-1-5 细菌分布实验——手指皮肤上的细菌检查

4）咽喉部细菌检查

（1）取一块普通琼脂平板并做好标记。

（2）用灭菌咽拭子蘸取正常人咽喉部标本涂于平板一端。

（3）用灭菌接种环，将标本做分区画线分离培养。

（4）将标本置于37 ℃温箱培养18～24 h后观察并将细菌生长情况记录于表2-1-7。

表 2-1-7 咽喉部细菌的检查结果

| | 菌落数 | 菌落种类 |
|---|---|---|
| 咽拭子培养 | | |

数字资源

ER 2-1-6 细菌分布实验——咽喉部细菌检查

# 任务四　外界因素对细菌的影响

自然界中存在的细菌不断经受着外界因素的影响。有些条件和因素适宜细菌的生存，而有些条件使细菌在形态和生理上发生改变，甚至引起细菌的死亡。因此掌握微生物与周围环境的关系，一方面，可在医学实践中创造有利条件，促使微生物的生长繁殖，有助于疾病的诊断、治疗和预防；另一方面，也可利用对微生物生长不利的因素，进行抑菌或杀灭病原微生物。

影响微生物存活的因素包括物理、化学和生物因素三大类。许多物理因素如温度、干燥、紫外线等均可导致细菌生长繁殖受到抑制或被杀灭，医疗中常用的方法是高温（湿热）和紫外线。另外还有多种化学消毒剂和生物抑菌剂也可起到杀灭微生物的作用。

## 一、各种因素对细菌的影响

【目的】

（1）证实煮沸消毒和紫外线杀菌的效果，并了解影响其效果的因素。

（2）证实常用消毒剂的抑菌作用。

【内容】

### （一）煮沸消毒

**1. 原理**

同高压蒸汽灭菌法原理。

**2. 材料**

（1）大肠杆菌、枯草杆菌肉汤培养物。

（2）水浴箱等。

（3）酒精灯、接种环、试管、试管架、记号笔等。

**3. 方法步骤**

取肉汤管四支，其中两支肉汤管中接种大肠杆菌，另两支肉汤管中接种枯草杆菌。然后取接种大肠杆菌和枯草杆菌的肉汤管各一支置于 100 ℃水浴箱加热 10 min；另两支肉汤管不加热。将四种肉汤管接种物置于 37 ℃温箱培养 24 h 后，比较细菌的生长情况。

**4. 影响因素及用途**

细菌的繁殖体经煮沸消毒 5 min 即可被杀灭，但杀死芽胞则需 1 h 到数小时。如果在水中加入 1%碳酸钠即可提高沸点，增强杀灭芽胞的作用，同时又可防止金属器械生锈。如果在水中加入 2%～5%苯酚（石炭酸），则 10～15 min 可破坏芽胞，所以许多医疗器械如手术刀、剪、镊子、胶管、注射器等，常用煮沸消毒。

### （二）紫外线杀菌

**1. 原理**

紫外线杀菌作用的机制一般认为是细菌核酸和蛋白质分子具有高度吸收紫外线的作用，这些化学分子吸收紫外线后即产生光化学反应而变性。当紫外线波长为 260～266 nm

时，其杀菌力最强。紫外线除日光中含有外，医学上使用的常由人工紫外线灯产生。

数字资源

ER 2-1-7 热力灭菌实验

**2. 材料**

(1) 大肠杆菌培养物、普通琼脂平板。

(2) 紫外线灯。

(3) 酒精灯、接种环、试管、试管架、无菌镊子、记号笔等。

**3. 方法步骤**

(1) 取 1 个普通平皿，用接种环密集画线接种大肠杆菌。

(2) 开启皿盖 2/3(将皿盖遮住涂面的 1/3)，置于紫外线灯下 1 m 以内接受照射 30 min。

(3) 盖上皿盖，放 37 ℃温箱中培养 24 h 后，观察结果并记录。

**4. 影响因素及用途**

紫外线的穿透性较弱，可被普通玻璃及纸片所吸收，空气中的尘埃、湿度对紫外线都有影响。因此紫外线消毒主要用于实验室、传染病病房、手术室、婴儿室的空气消毒以及物体表面的消毒。另外，杀菌波长的紫外线对人体皮肤、眼睛等有损伤作用，应注意防护。

数字资源

ER 2-1-8 紫外线杀菌试验

### (三) 化学、生物因素对细菌的影响

**1. 原理**

化学因素包括消毒剂和化学制剂，各种化学因素对细菌的影响不一，有的使菌体蛋白质变性，有的破坏细胞膜，有的能阻碍细菌代谢的某些环节，因而呈现抑菌或杀菌作用。

**2. 材料**

(1) 葡萄球菌培养物、大肠杆菌培养物、普通琼脂平板。

(2) 酒精灯、接种环、试管、试管架、无菌镊子、无菌滤纸片、记号笔等。

(3) 生理盐水、碘伏、龙胆紫、含氯消毒剂(5%有效氯)、2%戊二醛、1%戊二醛。

**3. 方法步骤**

(1) 先将 2 个琼脂平板底部分别注明葡萄球菌和大肠杆菌，然后用记号笔划分为六等份(并注明欲加试剂名称或号码)。

（2）用接种环密集画线接种葡萄球菌。

（3）以同样的方法，接种大肠杆菌于另一普通琼脂平板上。

（4）待培养基稍干，用无菌镊子分别取无菌滤纸片，蘸以生理盐水、碘伏、龙胆紫、含氯消毒剂（5%有效氯）、2%戊二醛、1%戊二醛分别放在已接种葡萄球菌和大肠杆菌的琼脂平板表面上的相应区域。注意各放置物之间距离大致相等（图 2-1-2）。无菌滤纸片放置后不要再挪动，以免影响试验结果。

（5）将琼脂平板置于 37 ℃温箱中培养 24 h 后，观察抑菌环。

细菌对某种试剂敏感，则环绕在含该试剂纸片周围无菌生长，此区称为抑菌环。根据抑菌环的直径大小[包括无菌滤纸片直径，以毫米（mm）为单位]，可判断细菌对该试剂的敏感度。本实验抑菌环直径大于 15 mm 可判断为极度敏感；直径在 10～15 mm 之间为中度敏感；直径小于 10 mm 为轻度敏感；无抑菌环可判断为耐药。

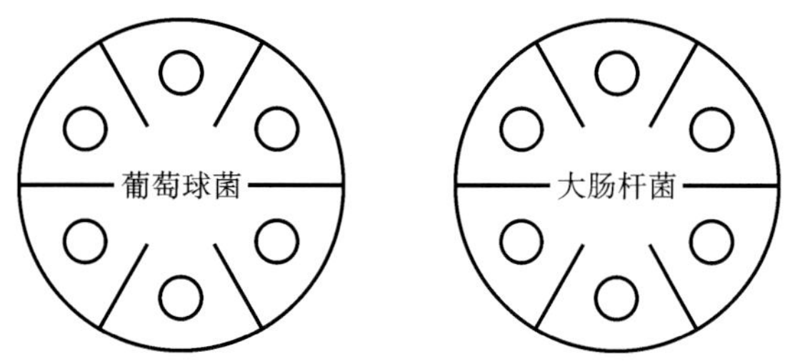


**图 2-1-2　抗菌物质分布示意图**

（6）测量抑菌环的大小，初步判定并比较各菌对试剂的敏感情况，并将试验结果填入表 2-1-8。

**表 2-1-8　细菌对试剂敏感情况结果**

| 菌种 | | 试剂 | | | | | |
|---|---|---|---|---|---|---|---|
| | | 生理盐水 | 碘伏 | 龙胆紫 | 含氯消毒剂（5%有效氯） | 2%戊二醛 | 1%戊二醛 |
| 葡萄球菌 | 抑菌环直径 | | | | | | |
| | 敏感度 | | | | | | |
| 大肠杆菌 | 抑菌环直径 | | | | | | |
| | 敏感度 | | | | | | |

## 二、抗生素敏感试验

各种抗生素的抗菌谱是不相同的，抗生素能选择性地妨碍细菌代谢中的某一个或几个环节，由于代谢活动几乎都受酶系统的支配，故其作用往往与抑制菌体内某些酶系统的活性有关。病原性细菌受到这些抗菌药物作用后，或是死亡，或是生长遭受抑制，再由宿主的防御机制将细菌消灭。在应用抗生素防治疾病的实践中，发现有些细菌常易对所用的抗生素产生耐药性变异，使抗生素的疗效降低或丧失。因此，临床上测定细菌对抗生素的敏感性，可作为选用药物的参考。

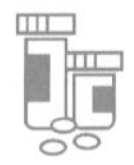



【目的】

(1) 了解抗生素敏感试验的操作方法。

(2) 初步掌握抗生素敏感试验结果的判断。

(3) 了解常用抗生素的抗菌谱。

【内容】

**1. 材料**

(1) 菌种:葡萄球菌、大肠杆菌、痢疾杆菌、铜绿假单胞菌。

(2) 培养基:普通琼脂平板。

(3) 抗生素滤纸片:每片含青霉素 1 U、其他抗生素 10 μg。

(4) 接种环、无菌镊子等。

**2. 方法步骤**

纸片法是用预先浸有足量浓度单一抗生素的直径为 6 mm 的圆形干燥滤纸片,贴在画有待测菌的琼脂平板上,经过培养后,由于纸片上的抗生素通过琼脂向外扩散,在不同程度上抑制了敏感菌株的生长繁殖,在纸片周围形成抑菌环,根据抑菌环的大小,以判断该待测菌对各种抗生素的敏感度的一种方法。

(1) 将四种细菌分别致密画线培养在 4 块普通琼脂平板上,一块平板接种一种细菌。

(2) 用无菌镊子镊取六种抗生素纸片,放于培养基表面上(注意两种抗生素纸片中间距离不小于 2 cm,纸片距平皿边缘不小于 1 cm)。

(3) 置于 37 ℃温箱培养 24 h 后,观察结果,测量抑菌环直径并记录于表 2-1-9 中。

**表 2-1-9 四种细菌药物敏感试验结果**

| 细菌 | 青霉素 | 头孢霉素 | 环丙沙星 | 氟哌酸 | 红霉素 | 庆大霉素 |
|---|---|---|---|---|---|---|
| 葡萄球菌 | | | | | | |
| 大肠杆菌 | | | | | | |
| 痢疾杆菌 | | | | | | |
| 铜绿假单胞菌 | | | | | | |

**3. 结果分析**

根据表 2-1-10 判断四种细菌对抗生素的敏感或耐药性。

**表 2-1-10 抗生素敏感试验结果衡量指标**

| 抗生素 | 抑菌环直径/mm | 敏感情况 |
|---|---|---|
| 青霉素 | <10 | 抗药 |
| | 10~20 | 中度敏感 |
| | >20 | 高度敏感 |
| 其他抗生素 | <10 | 抗药 |
| | 10~15 | 中度敏感 |
| | >15 | 高度敏感 |

数字资源

ER 2-1-9　细菌的药物敏感试验

## 三、手指皮肤消毒试验

75%乙醇、0.5%碘伏是医院里面常用的消毒剂，能杀灭细菌的繁殖体、结核杆菌及部分病毒。实验可检验75%乙醇、0.5%碘伏的消毒效果。

(1) 取普通琼脂平板一块，用记号笔在平板背面玻璃上划成五个区域(五格)，做上标记。

(2) 用不同手指在培养基上各涂一格。

(3) 分别用0.5%碘伏、75%乙醇消毒手指后再各涂另一格，留一格做对照，盖好平板。

(4) 将平板置37 ℃温箱中培养24 h后观察细菌生长情况，并将结果记录于表2-1-11。

表2-1-11　手指皮肤细菌检查结果

| 条件 | 菌落数 | 菌落种类 |
| --- | --- | --- |
| 空白对照 | | |
| 0.5%碘伏消毒前手指 | | |
| 乙醇消毒前手指 | | |
| 0.5%碘伏消毒后手指 | | |
| 乙醇消毒后手指 | | |

数字资源

ER 2-1-10　手指皮肤消毒试验

# 任务五　医院感染监测

医院感染是指发生在医院或其他医疗机构内一切人群的感染。全球每年有数以亿计的患者发生医院感染，医院感染是感染性疾病控制的新难题，许多国家都设置有专门监测网络，医院感染监测是预防和控制医院感染的基础，是有效降低医院感染的基本方法。

【目的】

(1) 了解医院感染监测的常见项目。

(2) 学会多种检测技术的操作方法。

(3) 通过实验树立牢固的无菌观念。

【内容】

(一) 手消毒效果监测

**1. 材料**

(1) 培养基:普通营养琼脂平板。

(2) 其他试剂:0.1%硫代硫酸钠无菌生理盐水溶液。

(3) 其他物品:灭菌棉拭子、无菌滴管等。

**2. 采样时间**

在消毒后立即采样。

**3. 采样方法**

消毒被检人双手,手指消毒后五指并拢,用浸有0.1%硫代硫酸钠无菌生理盐水溶液的棉拭子,在双手手指曲面从指根到指端往返均匀涂抹2次,一只手涂擦面积约30 $cm^2$,并随之转动棉拭子,剪去手接触的部分,将棉拭子投入盛有0.1%硫代硫酸钠无菌生理盐水溶液中,做好标记,立即送检。

**4. 方法步骤**

(1) 将采样管于混旋仪上混匀2 min或用力振打80次。

(2) 按无菌操作原则,用无菌滴管吸取上述溶液1 mL,滴于普通营养琼脂平板表面,摇晃均匀至待检样品被吸收后,进行培养(或者按无菌操作原则,用无菌滴管吸取上述溶液1 mL,滴于灭菌空培养皿里,倒入40 ℃左右普通营养琼脂培养基10 mL左右,摇晃均匀,等培养基凝固后,进行培养)。

(3) 平板置于37 ℃温箱培养48 h计数菌落数。

**5. 实验结果与分析**

1) 结果计算

细菌数($cfu/cm^2$)=平板上菌落数×稀释倍数(10)÷采样面积($cm^2$)。

2) 结果判断

Ⅰ、Ⅱ类区域工作人员手,细菌总数≤5 $cfu/cm^2$,并未检出致病菌为合格。

Ⅲ类区域工作人员手,细菌总数≤10 $cfu/cm^2$,并未检出致病菌为合格。

Ⅳ类区域工作人员手,细菌总数≤15 $cfu/cm^2$,并未检出致病菌为合格。

母婴同室、婴儿室、新生儿室和儿科病房的工作人员手上,不得检出沙门氏菌及其他致病菌。

3) 注意事项

(1) 采样器材应无菌。

(2) 采样液中应含相应的中和剂。

(3) 阳性对照的设定问题。

(4) 消毒时间要求:外科手消毒3 min、卫生手消毒1 min,皮肤消毒5 min。

数字资源

ER 2-1-11 医院感染监测项目实验 1——手消毒效果监测

### （二）使用中消毒液染菌量监测

**1. 材料**

（1）培养基：普通营养琼脂平板。

（2）中和剂：0.1%硫代硫酸钠无菌生理盐水溶液。

（3）其他物品：无菌滴管、采样管等。

**2. 方法步骤**

1）监测方法

涂抹法。

2）监测消毒液范围

含氯、碘的使用中的消毒液。

3）采样时间

使用中的消毒液的有效期内。

4）采样方法

用无菌滴管吸取消毒液 1 mL，按无菌操作原则加至 9 mL 0.1%硫代硫酸钠无菌生理盐水溶液中，送检。

5）检测方法

（1）将采样管于混旋仪上混匀 2 min 或用力振打 80 次。

（2）按无菌操作原则，用无菌滴管吸取上述溶液 1 mL，滴于普通营养琼脂平板表面，摇晃均匀后，进行培养（或者按无菌操作原则，用无菌滴管吸取上述溶液 1 mL，滴于灭菌空培养皿里，倒入 40 ℃左右普通营养琼脂培养基 10 mL 左右，摇晃均匀，等培养基凝固后，进行培养）。

（3）平板置于 37 ℃温箱培养 72 h 计数菌落数。

**3. 实验结果与分析**

1）结果计算

消毒液染菌量（cfu/mL）＝平板上的菌落平均数×稀释倍数（10）。

2）结果判断

消毒液染菌量≤100 cfu/mL 为合格。

3）注意事项

采样后 1 h 内检测。

数字资源

**ER 2-1-12　医院感染监测项目实验 2——使用中消毒液染菌量监测**

（三）空气消毒效果的监测

**1. 材料**

培养基：普通营养琼脂平板。

**2. 方法步骤**

1）监测方法

平板暴露法。

2）采样时间

在消毒处理后，操作前进行采样。

3）采样方法

(1) 布点方法：如果室内面积≤30 $m^2$，至少设 3 个采样点（前、中、后），设一条对角线上取 3 个点，即中心一点，两端距墙 1 m 处各取一点；如果室内面积>30 $m^2$，设东、西、南、北、中 5 个点，4 角的布点处距墙壁 1 m。

(2) 采样：穿隔离衣、戴工作帽和口罩进入被检房间；将普通营养琼脂平板放在室内各采样点处，与地面的垂直高度为 80～150 cm，采样时将平板盖打开，扣于平板旁，暴露 5 min 后，盖上平板盖，做好标记后立即送检。

4）检测方法

将采样后的平板置于 37 ℃温箱培养 48 h，计数菌落数，并分离致病菌。

**3. 实验结果与分析**

1）结果计算

空气细菌总数（cfu/$m^3$）＝157×$N$　（$N$ 为各平板内平均菌落数）。

2）结果判定

Ⅰ类区域：细菌总数≤10 cfu/$m^3$，未检出致病菌为消毒合格。

Ⅱ类区域：细菌总数≤200 cfu/$m^3$，未检出致病菌为消毒合格。

Ⅲ类区域：细菌总数≤500 cfu/$m^3$，未检出致病菌为消毒合格。

3）注意事项

采样前关好门窗，在无人走动的情况下，静置 10 min 进行采样。

数字资源

**ER 2-1-13　医院感染监测项目实验 3——空气消毒效果的监测**

### （四）物体表面的细菌检查

**1. 材料**

(1) 培养基：普通营养琼脂平板。

(2) 其他试剂：0.1%硫代硫酸钠无菌生理盐水溶液。

(3) 其他物品：灭菌棉拭子、灭菌规格板等。

**2. 方法步骤**

1) 监测方法

涂抹法。

2) 采样时间

消毒处理后 4 h 内进行采样。

3) 采样面积

被采表面<100 $cm^2$，取全部表面；被采表面≥100 $cm^2$，取 100 $cm^2$。

4) 采样方法

用 10 cm×10 cm 灭菌规格板，放在被检物体表面，用浸有 0.1%硫代硫酸钠无菌生理盐水溶液的灭菌棉拭子，在灭菌规格板内横竖往返均匀涂抹 5 次，并随之转动棉拭子，剪去手接触的部分，将棉拭子投入盛有 0.1%硫代硫酸钠无菌生理盐水溶液中，做好标记，立即送检。门把手等不规则的物体表面，用无菌棉拭子直接涂抹采样。

5) 检测方法

(1) 将采样管置于混旋仪上混匀 2 min 或用力振打 80 次。

(2) 按无菌操作原则，用无菌滴管吸取上述溶液 1 mL，滴于普通营养琼脂平板表面，摇晃均匀后，进行培养(或者按无菌操作原则，用无菌滴管吸取上述溶液 1 mL，滴于灭菌空培养皿里，倒入 40 ℃左右普通营养琼脂培养基 10 mL 左右，摇晃均匀，等培养基凝固后，进行培养)。

(3) 平板置于 37 ℃温箱培养 72 h，计数菌落数。

**3. 实验结果与分析**

1) 结果计算

细菌数($cfu/cm^2$)＝平板上菌落数×稀释倍数(10)÷采样面积($cm^2$)
＝平板上菌落数×10÷100($cm^2$)
＝平板上菌落数×0.1

小型物体表面的结果计算用(cfu/件)表示：

细菌数(cfu/件)＝平板上菌落数×稀释倍数(10)＝平板上菌落数×10

2) 结果判断

Ⅰ、Ⅱ类区域，细菌总数≤5 $cfu/cm^2$，并未检出致病菌为合格。

Ⅲ类区域，细菌总数≤10 $cfu/cm^2$，并未检出致病菌为合格。

Ⅳ类区域，细菌总数≤15 $cfu/cm^2$，并未检出致病菌为合格。

母婴同室、婴儿室、新生儿室和儿科病房的物体表面，不得检出沙门氏菌及其他致病菌。

数字资源

ER 2-1-14　医院感染监测项目实验 4——物体表面消毒效果的监测

# 任务六　化学消毒剂相关知识

## 知识一　消毒剂的选用

选择消毒剂时的注意事项如下。

(1) 应根据实际情况选择。

(2) 应选用广谱、高效、作用迅速的。

(3) 要选择使用方便(易溶于水或易于点燃熏蒸)、价格合理的。

(4) 要选择性质稳定,不易氧化分解、不易燃、不易爆,便于贮存的。

(5) 要选择对机体毒性小,对皮肤、器官无腐蚀性或腐蚀性小的。

(6) 要选择杀菌力不受或少受脓液、粪便、坏死组织等有机物影响的。

### 一、常用的高效消毒剂介绍

#### 过氧乙酸

【作用与用途】

过氧乙酸是广谱、速效、高效灭菌剂,本品是强氧化剂,可以杀灭一切微生物,对病毒、细菌、真菌及芽胞均能迅速杀灭,可广泛应用于各种器具及环境消毒,可有效杀灭 HBV。0.2%过氧乙酸溶液接触 10 min 基本可达到灭菌目的。过氧乙酸可用于空气、环境消毒,预防消毒。

【用量与用法】

(1) 洗手:用 0.2%～0.5%过氧乙酸溶液浸泡 2 min。

(2) 塑料、玻璃制品:用 0.2%过氧乙酸溶液浸泡 2 h。

(3) 地面、家具等:用 0.5%过氧乙酸溶液喷雾。

【注意事项】

(1) “原液”刺激性、腐蚀性较强,不可直接用手接触。

(2) 对金属有腐蚀性,不可用于金属器械的消毒,但可用于不锈钢制品。

(3) “原液”贮存放置可分解,不宜对消毒液超时或反复使用;注意有效期限,提前 24 h 配制,应贮存于塑料桶内,置阴凉避光处保存,远离可燃性物质。

### 戊二醛

【作用与用途】

戊二醛为快速、广谱、优良的物品消毒剂，可杀灭细菌繁殖体、真菌、病毒及芽胞。本品腐蚀性小，无刺激，有机物不影响灭菌效果，不易损坏器械，是一种较优良的消毒剂，曾被广泛应用于医院的不耐高温、不耐腐蚀的医疗器械和内镜消毒。其适用于各种器械的消毒。

强酸性戊二醛杀灭芽胞能力较弱，腐蚀性较强，稳定性较好。中性戊二醛消毒灭菌能力较强，加入防锈剂腐蚀性较小，激活后，稳定性下降，价格较贵。

【注意事项】

(1) 实际使用中由于器械不干净(受有机物影响严重)、带入水分(浓度要求)等因素会使戊二醛的使用周期大大缩短，加入亚硝酸钠防腐剂后使用周期不能超过 2 周，保存时间不超过 28 天。

(2) 严格依据生产厂家说明进行灭菌操作，需 10～12 h。

(3) 消毒操作时应佩戴手套、口罩和护目镜，环境要求通风良好，且应加盖保存，避免挥发。

(4) 戊二醛有毒性和致畸致癌致突变性，龟分枝杆菌对戊二醛的抵抗力极强。其对 HBV 的灭活能力仍存在质疑。

(5) 用于内镜消毒灭菌时，由于 2%戊二醛易凝固蛋白质，使管腔阻塞，镜头变毛，必须充分清洗后方可消毒。

(6) 戊二醛刺激性很大，有异味；对人体皮肤组织有固化作用而使伤口不易愈合；会对眼睛产生不可治愈的伤害；会使口腔疾病病人嘴唇麻木肿胀，甚至部分病人会发生过敏性休克。

### 过氧化氢(别名:双氧水)

【作用与用途】

过氧化氢溶液为无色、几乎无臭的液体。纯过氧化氢比较稳定，稀释后，遇光、热、微量金属离子、碱等可快速分解。过氧化氢遇到组织中的过氧化氢酶时，迅速分解而释放出新生氧，有杀菌、除臭、除污等功效。过氧化氢在医院主要用于物品消毒及创、伤口的清洗等，如可用于清洗创面、溃疡、脓窦、耳内脓液等，稀释至 1%浓度，可用作口腔炎、扁桃体炎及白喉等病人的口腔含漱液。本品对厌氧菌感染尤为适用，对破伤风及气性坏疽的创面，可用 3%溶液冲洗或湿敷。

【副作用】

有气栓出现。

## 二、常用的中效消毒剂介绍

### 乙醇(酒精)

乙醇俗称酒精，是常用的消毒剂之一，常用于皮肤、物体表面及各种器材的消毒。乙醇稀释要用灭菌蒸馏水，通常配制的使用浓度为 75%。

【实际应用】

**1. 皮肤消毒**

用75%乙醇棉球擦拭皮肤能去除皮肤上的细菌和油脂；注射部位皮肤应先用碘酒消毒，后用乙醇脱碘；因乙醇挥发快，使用时应增加用量和次数。

**2. 物表消毒**

75%乙醇可用于体温计、压舌板、桌面、电话机等物品的浸泡或擦拭消毒，作用5 min以上可杀灭细菌繁殖体，3～10 min可灭活病毒，但对乙肝病毒的灭活作用还有待进一步研究。

**3. 其他应用**

50%稀乙醇可用于预防褥疮；25%～30%稀乙醇可擦浴，用于高热病人，使体温下降。

【注意事项】

(1) 乙醇易燃，配制和使用时应注意明火。

(2) 乙醇对皮肤、黏膜有强刺激。

(3) 由于乙醇挥发带走大量皮肤上的水分，容易造成皮肤的干燥。

(4) 乙醇对金属有腐蚀性，对橡胶和塑料制品有损坏作用。

**碘伏(别名:碘附、强力碘)**

本品为碘与聚醇醚复合而成的广谱消毒剂，能杀死病毒、细菌、芽胞、真菌、原虫，广泛应用于手术前及注射部位皮肤消毒、污染伤口的处理、黏膜的冲洗消毒以及器械、环境消毒等，具有刺激性小、杀菌速度快、色染低等优点。PVP-碘是在普通碘伏的基础上加以改进的一种性能更加优良的碘消毒剂，具有作用时间短、对皮肤和黏膜基本无刺激性、基本无色染或色染更低、作用时间更长的优点，是碘伏的更新换代产品。

## 三、消毒剂选用

### (一) 器械消毒剂

(1) 戊二醛。

(2) 过氧乙酸。

(3) 碘伏。

### (二) 皮肤消毒剂

对用于皮肤、黏膜消毒的产品达到消毒效果的作用时间的规定如下：注射、卫生洗手消毒，≤1 min；外科洗手，皮肤、黏膜消毒，≤5 min，超时产品不能通过审批。常用皮肤消毒剂如下。

(1) 乙醇。

(2) 碘和聚维酮碘　碘是被临床广泛应用的皮肤消毒剂，临床常用的含碘制剂主要是碘酒、碘伏和聚维酮碘溶液。

(3) 氯己定　主要用作皮肤及黏膜的抗菌处理，具有毒性低、刺激性小、抗菌谱广等特点。

(4) 季铵盐类化合物　季铵盐类抗菌剂和杀菌浓度较低，毒性与刺激性小，使用方便，性质稳定，其中苯扎氯铵已经在临床广泛使用。

(5) 三氯生　三氯生是一种高效广谱抗菌剂，广泛用于肥皂、牙膏、洗面奶、洗手液等消费品中。

（三）环境消毒剂

**1. 醛类**

甲醛空气消毒允许浓度≤5 mg/$m^3$，5%～10%的甲醛溶液用于物体表面消毒；戊二醛空气消毒允许浓度≤0.2 mg/$m^3$。

**2. 乳酸**

乳酸可用于空气消毒。

# 知识二　消毒剂的配制

## 一、含氯消毒剂配制

以有机含氯消毒粉片剂为例。

该消毒剂为片剂，有效氯含量为 500 mg/片，配制成溶液后可采取浸泡、喷雾、擦拭的方法，用于物体表面消毒。一般使用浓度为 1000～4000 mg/L，作用时间为 30 min 以上。

举例：若需配制使用浓度为 2000 mg/L 的消毒溶液，应取 4 片加于 1000 mL 水中即得。

## 二、戊二醛的配制

戊二醛因高效、低毒，已广泛应用于医疗器械的消毒灭菌处理，但其消毒效果受理化性质、温度、pH 值等因素的影响较大，在配制和使用过程中，应注意如下问题。

(1) 配制之前应仔细阅读浓缩戊二醛的标签和使用说明书，注意戊二醛的含量、生产日期及有效期。

(2) 临床所用 2%戊二醛消毒液有酸性和碱性两种。2%戊二醛溶液加入 0.3%碳酸氢钠，成为 2%碱性戊二醛溶液，用于浸泡器械、内窥镜等；消毒需 10～30 min，灭菌需 7～10 h。

(3) 采用戊二醛进行器械消毒，应随用随领，不可领取后贮存备用。应严格遵守戊二醛的更换间隔时间，碱性溶液每 2 周更换 1 次。

(4) 用过的器械在放入消毒之前，应用常水及灭菌蒸馏水冲洗干净后再浸泡消毒。

(5) 戊二醛对金属器械有一定腐蚀作用，可加 0.5%亚硝酸钠作为防腐剂。

## 三、过氧乙酸的配制

过氧乙酸可用于物体表面消毒，可采取浸泡、喷雾、擦拭等方法进行，一般使用浓度为 0.2%～0.5%，作用时间为 30 min 以上。

举例：若过氧乙酸原液浓度为 20%，需配制使用浓度为 0.5%的消毒溶液，应取 25 mL 原液加水至 1000 mL 即得。

# 知识三　消毒剂浓度的监测

消毒剂与灭菌剂浓度化学监测法如下。

## 一、G-1型消毒剂浓度试纸

【适用范围】

过氧乙酸、含氯消毒剂等的浓度监测。

【使用方法】

取试纸条浸于消毒剂溶液中片刻取出，半分钟内，在自然光下与标准色块比较，直接读出溶液所含有效成分浓度值。时间超过 1 min，颜色逐渐消退。

【注意事项】

(1) 当用溶液有效成分>1500 mg/L 的消毒剂检测时，为取得较准确的结果，可将原液稀释至 20～500 mg/L 浓度后，再检测；计算浓度时，将比色所得值乘以稀释倍数即可。

(2) 用于固体消毒剂检测时，应将消毒剂配制成有效成分浓度在 20～500 mg/L 的溶液后，再检测；计算浓度时，将比色所得值乘以溶液体积(mL)，再除以所取消毒剂质量(g)，便可得出质量分数。

(3) 若浓度试纸在较长时间里不使用，应注意在贮存中防潮，以免霉变。取用后剩余的浓度试纸应及时包装好，以防受到环境中其他药物等因素的影响。

【产品规格及有效期】

20 本/盒，50 盒/箱。有效期为 36 个月。

## 二、戊二醛浓度测试卡

【使用方法】

(1) 从小瓶中取出一条测试卡。

(2) 将指示色块完全浸没于待测消毒溶液中，蘸下瓶盖上的纸垫、去除多余的液体、横置于瓶盖上等候 5～8 min，观察色块颜色变化。

(3) 若指示色块变成均匀黄色，表示溶液溶度>2.0%；若色块全部或仍有部分白色，表示溶液浓度<2.0%。

【注意事项】

(1) 不要使用过期的戊二醛测试卡。

(2) 不适于含酚戊二醛的测试。

【敏感性】

(1) pH3.0 的酸性戊二醛溶液，在浓度≥1.8%时敏感度为 83%，特异性为 100%。

(2) pH7.0 的中性戊二醛溶液，敏感度为 92%，而特异性只有 56%。

(3) pH8.5 的碱性戊二醛溶液，其敏感度和特异性分别只有 75%和 89%。

# 项目二
# 人体寄生虫学实验技术

## 任务一　线虫实验

【目的】

(1) 熟悉各种线虫虫卵的形态特点。

(2) 了解直接涂片法、饱和盐水浮聚法、透明胶纸法等操作方法。

(3) 了解各种线虫的成虫形态。

【实验物品】

**1. 线虫大体标本、玻片标本**

线虫纲成虫浸制标本、玻片标本，线虫纲虫卵玻片标本。

**2. 实验操作物品**

载玻片、盖玻片、竹签、透明胶纸(宽 2 cm)、干棉签、浮聚瓶(高 3.5 cm、直径 2 cm 的圆形直筒瓶，也可用青霉素小瓶替代)、生理盐水、饱和盐水、显微镜等。

【实验内容与方法】

(一) 形态观察

观察虫卵先用低倍镜找到虫卵，再将虫卵移到视野的中央，换高倍镜仔细观察。观察钩虫卵、蛲虫卵时，因虫卵无色透明，故光线不宜太强。

**1. 蛔虫**

(1) 蛔虫卵玻片标本：注意观察虫卵的形态、大小、颜色、卵壳厚薄、蛋白质膜的颜色、卵内结构与卵壳的关系，并注意识别受精卵、未受精卵及脱蛋白质膜受精卵。

(2) 成虫大体标本：肉眼观察虫体外形、大小、侧线及雌雄虫的区别，用放大镜观察虫体头部，或用低倍镜观察头部玻片标本，注意观察唇瓣形态及排列。

**2. 钩虫**

(1) 钩虫卵玻片标本：仔细观察虫卵的形态、大小、颜色、卵壳厚薄、卵细胞分裂情况，特别注意卵壳薄、透明、与卵细胞之间有明显间隙等特点。应与脱蛋白质的蛔虫受精卵相区别。

(2) 成虫玻片标本:注意观察两种钩虫的口囊、交合伞和交合刺,区别两种钩虫体态。

(3) 成虫浸制标本:注意观察两种钩虫的大小、体态,并能区别、认识。

**3. 蛲虫**

(1) 蛲虫卵玻片标本:镜下观察虫卵的形态、大小、颜色、卵壳厚薄及卵内容物,尤其要注意蛲虫卵形如柿核,一侧稍扁平,另一侧稍隆起的形态特征;注意观察卵透明度、壳的厚薄、卵内幼虫的形态特点。

(2) 成虫玻片标本:低倍镜观察成虫标本,注意其头翼、食管球等结构特征,能区别雌、雄虫。

**4. 鞭虫**

(1) 鞭虫卵玻片标本:注意观察虫卵的形状、大小、颜色、卵壳厚薄、卵内容物及鞭虫卵的特征结构(虫卵似腰鼓形状、两端有透明盖塞)。

(2) 成虫浸制标本:注意虫体呈马鞭状的形态特征,能区别雌、雄虫。

**5. 丝虫**

两种丝虫的微丝蚴染色玻片标本,高倍镜下观察并比较两种微丝蚴的大小、体态、头间隙,体核形状、排列,尾核的有无等特征,注意班氏微丝蚴与马来微丝蚴的区别。

**6. 旋毛虫**

取旋毛虫幼虫囊包蚴玻片标本,低倍镜下观察囊包蚴的大小、形状,以及囊内幼虫的形态、大小及长轴与肌纤维平行的特点。

(二) 检查方法

**1. 直接涂片法**

(1) 取洁净载玻片 1 张,于中央滴加生理盐水 1~2 滴。

(2) 用竹签挑取少许粪便(绿豆大小),与生理盐水混匀后,涂成椭圆粪膜。涂片厚度以透过涂片可辨认书上的字迹为宜。

(3) 一般将涂片放于低倍镜下检查,必要时可换高倍镜观察,但需加盖玻片,以免污染镜头。

**2. 饱和盐水浮聚法**

饱和盐水相对密度较高,大于虫卵,粪便溶于饱和盐水后,虫卵集中浮聚于液面,使检出率提高。本法适用于蠕虫卵等的检查。

(1) 先加少许饱和盐水于浮聚瓶内(约小瓶的 1/4)。

(2) 用竹签挑取约黄豆大小粪块,置于瓶中,将粪便捣碎并与饱和盐水搅匀。

(3) 再加饱和盐水至近瓶口,将粗大的粪渣挑出放回标本袋内。

(4) 改用滴管加饱和盐水至瓶口,以略膨起于瓶口但又不溢出为度。在瓶口上轻轻覆盖载玻片。

(5) 静置 15 min 后,将载玻片向上提起并迅速翻转,加盖玻片后立即镜检。

**3. 透明胶纸法**

此法适用于检查蛲虫卵、牛带绦虫卵。

(1) 取宽 2 cm 的透明胶纸 4~6 cm,将胶面贴于载玻片上,透明胶纸一端与载玻片平齐,另一端略长于载玻片 0.5~1 cm,反折贴于玻片另一面备用。

(2) 检查时从载玻片平齐端的胶片纸揭起至另一端约 4/5 处，余下的 1/5 仍粘于载玻片上。用揭起的胶面粘受检者肛门周围皮肤，以棉签按压无胶的一面，使胶面与皮肤充分接触。

(3) 将揭起的透明胶纸贴回原载玻片后镜下检查，如贴回的胶纸有皱褶、气泡时，可在胶纸与载玻片之间加滴二甲苯 1 滴，使胶纸平展，便于镜检。

# 任务二 吸虫、绦虫实验

【目的】

(1) 熟悉吸虫、绦虫虫卵的形态特征，了解各种吸虫、绦虫的成虫形态。

(2) 了解吸虫、绦虫的中间宿主或媒介植物。

【材料】

(1) 吸虫、绦虫大体标本和玻片标本：吸虫成虫浸制标本、猪带绦虫成虫浸制标本、牛带绦虫成虫浸制标本、囊尾蚴浸制标本，孕节玻片标本、头节玻片标本。

(2) 吸虫、绦虫虫卵玻片标本。

(3) 吸虫中间宿主或媒介植物大体标本。

(4) 实验操作物品：竹签、纱布(或 40 目铜粪筛)、锥形量杯、三角烧瓶、吸管等。

【实验内容及方法】

(一) 形态观察

**1. 吸虫**

观察方法同线虫。比较几种吸虫虫卵的大小、颜色、卵盖及卵内结构特点。

1) 肝吸虫

(1) 肝吸虫虫卵玻片标本：肝吸虫虫卵低倍镜下形似芝麻，但因其是最小的蠕虫卵，易被粪渣掩盖，应仔细查找。找到后换高倍镜观察其形态、大小、颜色、卵壳厚薄、卵盖特征及卵内毛蚴。

(2) 肝吸虫成虫玻片标本：用低倍镜观察虫体的口吸盘、腹吸盘、子宫、受精囊和睾丸等形状、位置特点。

(3) 肝吸虫成虫浸制标本：注意观察成虫的形态、大小、颜色及透明度。

(4) 肝吸虫中间宿主：观察、认识豆螺及淡水鱼、虾。

(5) 肝吸虫囊蚴鱼肉压片标本：取新鲜鱼肉压片，观察肝吸虫囊蚴的形态、大小、内部结构及虫体在囊内活动的情况。

2) 姜片吸虫

(1) 姜片吸虫虫卵玻片标本：姜片吸虫虫卵是最大的蠕虫卵，易观察到。观察虫卵大小、形状、卵壳厚薄、小而不明显的卵盖、虫卵内结构等。

(2) 姜片吸虫成虫玻片标本：肉眼观察虫体大小、形状；低倍镜下观察其口、腹吸盘位置及形态特点，消化器官和生殖器官，注意观察睾丸的位置和分支特点。

(3) 姜片吸虫成虫浸制标本：观察虫体的形态、大小、颜色及酷似干姜片的外形。

(4) 姜片吸虫的中间宿主及媒介植物：观察、认识扁卷螺、菱角、荸荠、茭白等。

3) 肺吸虫

(1) 肺吸虫虫卵玻片标本：低倍镜下观察肺吸虫虫卵的形态、大小、颜色，注意观察卵盖大而明显、卵壳厚薄不均、卵内细胞特征。

(2) 肺吸虫成虫玻片标本：肉眼观察虫体大小、形状，低倍镜下观察其口、腹吸盘的大小、位置，消化器官和生殖器官的形态。

(3) 肺吸虫成虫浸制标本：注意观察虫体的外形、大小、颜色。

(4) 肺吸虫中间宿主：观察、认识川卷螺、石蟹、蛄等。

4) 日本血吸虫

(1) 日本血吸虫虫卵玻片标本：低倍镜下观察日本血吸虫虫卵的外形、大小、卵内容物，注意观察卵壳周围有无黏附的污物、卵壳的侧棘、卵内毛蚴等特征。

(2) 日本血吸虫成虫雌雄合抱玻片标本：观察雌雄虫体合抱状态，虫体外形、口吸盘、腹吸盘及雌雄虫体生殖系统。

(3) 日本血吸虫尾蚴玻片标本：观察尾蚴的体形及尾部分叉特征。

(4) 日本血吸虫中间宿主：观察、认识钉螺的形态、大小、表面结构特征等。

**2. 绦虫(猪带绦虫、牛带绦虫)**

(1) 带绦虫虫卵：低倍镜下观察带绦虫虫卵的形态、大小、颜色，高倍镜下观察虫卵的胚膜呈放射状条纹、卵内含六钩蚴等特征。

(2) 囊尾蚴浸制标本和玻片标本：肉眼观察两种囊尾蚴浸制标本，比较其形态、大小、颜色；低倍镜下观察两种囊尾蚴头节，比较其形态特征、顶突、吸盘、小钩的有无等。

(3) 孕节染色玻片标本：用肉眼或解剖镜观察、比较两种绦虫孕节形态、子宫分支数及分支整齐与否等特点。

(4) 两种绦虫成虫浸制标本：观察并比较两种绦虫成虫的长度，节片数、节片厚薄，头节形状，链体幼节、成节、孕节的特征。

(5) 受染动物病理标本：观察被囊尾蚴寄生的猪肉、牛肉标本，注意观察囊尾蚴的形状、大小、透明程度和其内乳白色结节状的头节。

### (二) 检查方法

**1. 自然沉淀法**

此法适用于吸虫卵的检查。

(1) 用竹签挑取粪便 20～30 g，置于烧杯中，加清水后将粪便调成糊状，通过两层纱布或粪筛滤入锥形量杯内。

(2) 静置 20～30 min，倒去上层液体，留下沉淀物再加清水至满杯，静置。如此反复数次，直至上清液澄清无色为止。

(3) 弃去上清液，吸取沉渣涂片镜检。

**2. 毛蚴孵化法**

此法适用于日本血吸虫虫卵的检查。

(1) 用竹签挑取新鲜粪便，采用自然沉淀法收集沉淀物，放入三角烧瓶内，加清水至瓶颈处。

(2) 将三角烧瓶置于 25～30 ℃室温或温箱内孵化。

(3) 26 h 后观察，如有毛蚴孵出，在瓶颈处水中可以见到白色针尖样小点做直线运动，即日本血吸虫毛蚴；如阴性则继续培养 18～24 h 后再观察。观察时应在瓶后衬一张黑色纸，对光检查。

# 模块三

# 机体的防御机制

Jiti de Fangyu Jizhi

# 项目一
# 免疫器官与免疫细胞观察

【目的】

初步认识中性粒细胞、巨噬细胞及 T 细胞形态特点并了解其生物学功能。

【材料】

(1) 吞噬细胞吞噬现象标本。

(2) E 玫瑰花环与 T 细胞转化试验染色标本片。

【方法】

(1) 用油镜观察被中性粒细胞吞噬的细菌或被巨噬细胞吞噬的鸡红细胞的染色标本片。注意鸡红细胞为椭圆形,有细胞核,在巨噬细胞内有多个因不同程度地被消化而大小不一的鸡红细胞的特征。

(2) 用油镜观察 E 玫瑰花环染色标本片。可见染成紫蓝色的小淋巴细胞(T 细胞),核呈圆形,常有一小凹,染色质呈块状,排列致密,胞质为新月形,其周围结合 3 个或 3 个以上染成红色的绵羊红细胞。

(3) 用油镜观察淋巴细胞转化试验染色标本片。注意未转化的淋巴细胞与转化的淋巴母细胞的不同形态特征。淋巴母细胞体积为正常淋巴细胞的 3～5 倍,胞质丰富,胞质内有空泡,可见 1～3 个核仁。

# 项目二
# 斑点金免疫层析试验

【目的】

掌握斑点金免疫层析试验原理、方法与应用，学会判定结果。

【原理】

斑点金免疫层析试验(DICA)又称一步金法，它以硝酸纤维膜为载体，将多个试剂组合在一个约 6 mm×70 mm 的塑料板条上，成为单一试剂条(图 3-2-1)，试剂条上端(A)和下端(B)分别粘贴吸水材料，金标抗体干片粘贴在近下端(C)处，紧贴其上为硝酸纤维膜条。硝酸纤维膜条上有 2 个反应区域，测试区(T)包被有特异性抗体，参照区(R)包被有抗小鼠 IgG 抗体。测定时将试纸下端浸入液体标本中，下端吸水材料即吸取液体向上端移动，流经 C 处时使干片上的免疫金复合物复溶，并带动其向膜条移动，若标本中有待测的特异性抗原，则与免疫金复合物的抗体结合，此抗原抗体复合物流至测试区即被固相抗体所获，在膜上显示红色反应线条(T 处)。过剩的免疫金复合物继续前行，至参照区与固相抗小鼠 IgG 结合(免疫金复合物中的单克隆抗体为小鼠 IgG)，而显出红色质控线条(R 处)。反之，阴性标本则无反应线条，而仅显示质控线条。该方法诊断早期妊娠不仅显现结果快，肉眼可见，而且试剂均干化，操作十分简便。

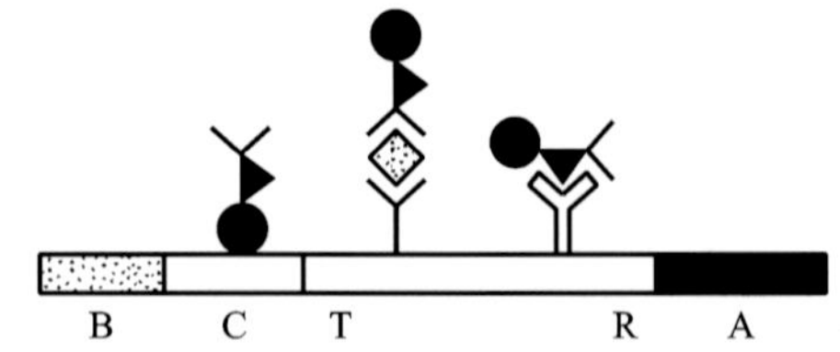


图 3-2-1　斑点金免疫层析试验原理

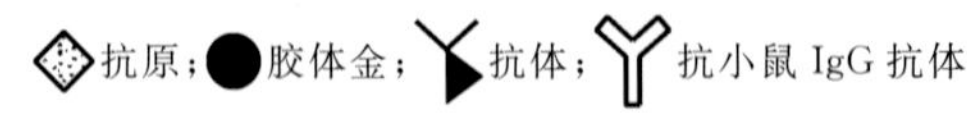


【方法】

取 HCG 金标试纸条(早早孕试验试剂)3 条，分别将白色一端插入阳性对照、阴性对照、待检尿液中，使用时尿液面不超过 Max 线，5 s 后取出平放，3 min 内观察结果。

【结果判断】

出现 1 条红线者为阴性，出现 2 条红线者为阳性；如无红线出现，表明试纸条失效。早早孕试验阳性说明孕妇尿中含有人绒毛膜促性腺激素(HCG),阴性则说明尿中无 HCG。

数字资源

ER 3-2-1 早早孕

# 项目三
# 酶联免疫吸附试验

酶联免疫吸附试验(enzyme-linked immunosorbent assay,ELISA)是酶免疫测定技术中应用最广的技术,现已成功地应用于多种病原微生物所引起的传染病、寄生虫病及非传染病等方面的免疫诊断,也已应用于大分子抗原和小分子抗原的定量测定。根据已经使用的结果,认为 ELISA 法具有灵敏、特异、简单、快速、稳定及易于自动化操作等特点。不仅适用于临床标本的检查,而且由于一天之内可以检查几百甚至上千份标本,因此,也适合于血清流行病学调查。其基本方法是将已知的抗原或抗体吸附在固相载体(聚苯乙烯微量反应板)表面,使酶标记的抗原抗体反应在固相表面进行,用洗涤法将液相中的游离成分洗除。常用的 ELISA 法有双抗体夹心法和间接法,前者用于检测大分子抗原,后者用于测定特异抗体。

【目的】

掌握 ELISA 双抗体夹心法和间接法检测未知抗原和抗体的基本原理。掌握基本操作及对实验结果的分析判断方法。

【原理】

ELISA 的基本原理有三条:

(1) 抗原或抗体能物理性地吸附于固相载体表面,可能是由蛋白和聚苯乙烯表面间的疏水性部分相互吸附,并保持其免疫学活性所致。

(2) 抗原或抗体可通过共价键与酶连接形成酶结合物,而此种酶结合物仍能保持其免疫学和酶学活性。

(3) 酶结合物与相应抗原或抗体结合后,可根据加入底物的颜色反应来判定是否有免疫反应的存在,而且颜色反应的深浅是与标本中相应抗原或抗体的量成正比的,因此,可以按底物显色的程度显示试验结果。

由于 ELISA 法一方面是建立在抗原与抗体免疫学反应的基础上,因而,具有特异性;另一方面又由于酶标记抗原或抗体是酶分子与抗原或抗体分子的结合物,它可以催化底物分子发生反应,产生放大作用,正因为此种放大作用而使本法具有很高的敏感性。因此,ELISA 法是一种既敏感又特异的方法。

【材料】

检测试剂盒、待测血清、96 孔板、酶标仪、移液器等。

【方法】

ELISA 法检测人血清乙肝表面抗原、表面抗体。

**1. 双抗体夹心法(测抗原)**

本法首先也是用特异性抗体包被于固相载体,经洗涤后加入含有抗原的待测样品,如待检样品中有相应抗原存在,即可与包被于固相载体上的特异性抗体结合,经保温孵育、洗涤后,即可加入酶标记特异性抗体,再经孵育、洗涤后,加底物显色进行测定,底物降解的量即为欲测抗原的量(图 3-3-1)。这种方法欲测的抗原必须有两个可以与抗体结合的部位,因为其一端要与包被于固相载体上的抗体作用,而另一端则要与酶标记特异性抗体作用。因此,不能用于相对分子质量小于 5000 的半抗原之类的抗原测定。通常用于 HbsAg 的测定。

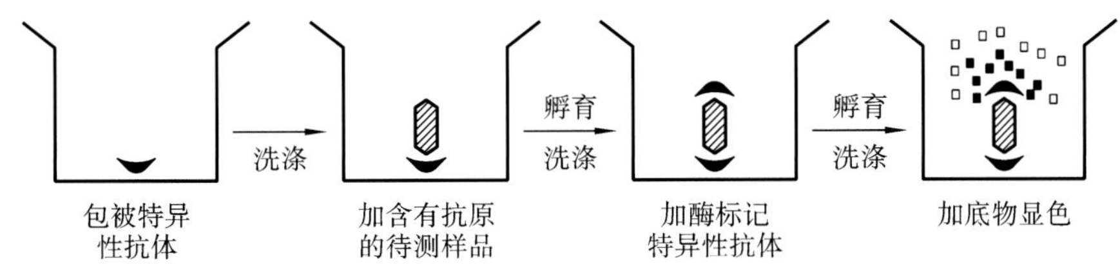


**图 3-3-1 双抗体夹心法测抗原示意图**

**2. 间接法(测抗体)**

间接法首先用抗原包被于固相载体,这些包被的抗原必须是可溶性的,或者至少是极微小的颗粒,经洗涤,加入含有待测抗体的标本,再经孵育、洗涤后,加入酶标记抗体(对人的标本来说即加酶标记抗人球蛋白 IgG、IgM),再经孵育、洗涤后,加底物显色,底物降解的量即为欲测抗体的量,其结果可用目测或用分光光度计定量测定,本法用同种抗原包被固相载体后,只要用一种酶标记抗人球蛋白,即可做多种人的传染病、寄生虫病以及其他疾病的血清学诊断。如用酶标记抗人球蛋白 IgM,则可用于早期诊断(图 3-3-2)。

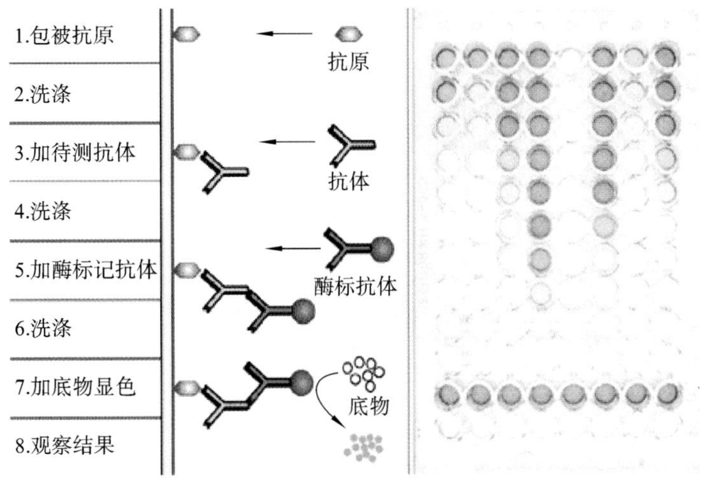


**图 3-3-2 间接法测抗体示意图**

【实验步骤】

**1. 加样**

将预包被板条固定于板架上。每次试验设阴性对照 1 孔、阳性对照 1 孔,分别加入阴、

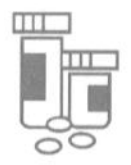



阳性对照 50 μL(1 滴);设空白对照 1 孔,不加样品。其余孔加入待测样品 50 μL。

**2. 加酶**

空白对照孔不加酶,其余孔加入酶标记抗体 50 μL(1 滴)。

**3. 温育**

振荡混匀,置 37 ℃温箱培育 30 min。

**4. 洗涤**

弃去孔内液体,将稀释后的洗涤液注满各孔,静置 30～60 s,弃去孔内洗涤液,扣干。重复洗 6 次。

**5. 显色**

每孔加入底物缓冲液 50 μL(1 滴),再加入底物液 50 μL(1 滴),振荡混匀,置 37 ℃温箱培育 15 min。

**6. 终止**

每孔加入终止液 50 μL(1 滴),轻拍混匀。在单波长 450 nm 或双波长 450 nm/630 nm 下,用空白孔校零,再读取各孔 OD 值。

【结果判读】

**1. 要求**

阳性对照 OD 值应不小于 0.5,阴性对照 OD 值应不大于 0.1(空白校零后)。

**2. 临界值(C.O.)计算**

$$\text{临界值(C.O.)} = 2.1 \times \text{阴性对照平均 OD 值}$$

备注:阴性对照平均 OD 值小于 0.05 按 0.05 计算,大于 0.05 按实际值计算。

**3. 结果判定**

样品 OD 值 $\geq$ 临界值(C.O.)为阳性。

样品 OD 值 $<$ 临界值(C.O.)为阴性。

【注意事项】

(1) 从冷藏环境中取出的试剂盒应平衡至室温后方可使用。

(2) 未使用的预包被板条应置于封口袋,2～8 ℃保存。

(3) 若 20 倍浓缩洗涤液出现结晶,请放置 37 ℃温箱中至溶解。

(4) 滴加试剂时,应先摇匀,并弃去 1～2 滴后,垂直滴加。

(5) 洗涤时各孔均需加满洗涤液,防止孔口有游离酶不能洗净。

(6) 结果判读请在 15 min 内完成。

(7) 不同批号的试剂组分不可混用。

**数字资源**

**ER 3-3-1 移液枪的使用方法**

**ER 3-3-2 ELISA 法检测人血清乙肝表面抗原、表面抗体**

# 模块四

# 基本病理过程

Jiben Bingli Guocheng

# 项目一
# 病理解剖学实验

## 任务一　细胞、组织的适应、损伤与修复

### 一、目的要求

（1）掌握变性、坏死的类型、形态学变化，认识其可能产生的后果。

（2）掌握肉芽组织的成分、形态特点与功能。

（3）掌握光镜下肝细胞脂肪变性病理变化的描述。

### 二、实验内容

细胞、组织的适应、损伤与修复实验内容见表 4-1-1。

**表 4-1-1　细胞、组织的适应、损伤与修复实验内容**

| 大体标本 | 组织切片 |
|---|---|
| D0101. 肾萎缩 | Q0101. 肝细胞水肿（急性轻型肝炎） |
| D0102. 肾细胞水肿 | Q0102. 肾细胞水肿 |
| D0103. 肝脂肪变性 | Q0103. 肝脂肪变性 |
| D0104. 脾被膜透明变性 | Q0104. 脾被膜透明变性 |
| D0105. 肾结核干酪样坏死 | Q0105. 结核性干酪样坏死 |
| D0106. 心肌梗死 | Q0106. 肉芽组织 |
| D0107. 化脓性脑膜炎 | |
| D0108. 足干性坏疽 | |

（一）大体标本

D0101. 肾萎缩

观察要点：肾脏体积增大；切面见肾盂肾盏扩张呈囊状；肾盏内有多个大小不等的结石；肾实质受压高度萎缩，皮质及髓质均变薄，分界不清（图 4-1-1）。

思考点：此标本肾体积增大，为何称之为肾萎缩，它属于什么萎缩类型，怎样产生？

D0102. 肾细胞水肿

观察要点:肾脏体积肿大,被膜紧张,切面颜色变淡,浑浊无光泽,像开水泡过一样(图4-1-2)。

思考点:此种变化发生的原因、后果是什么?

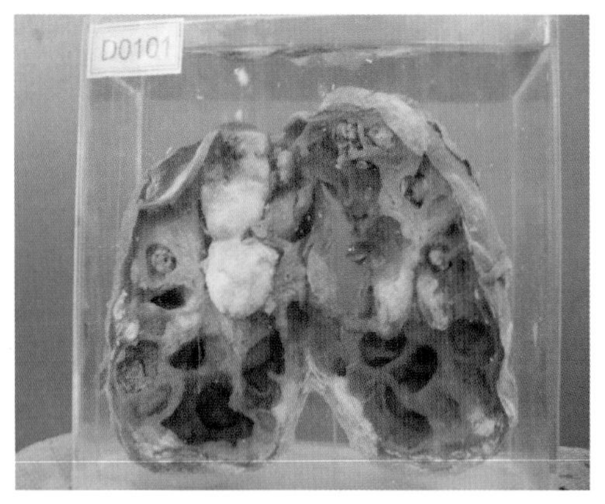


图 4-1-1　肾萎缩

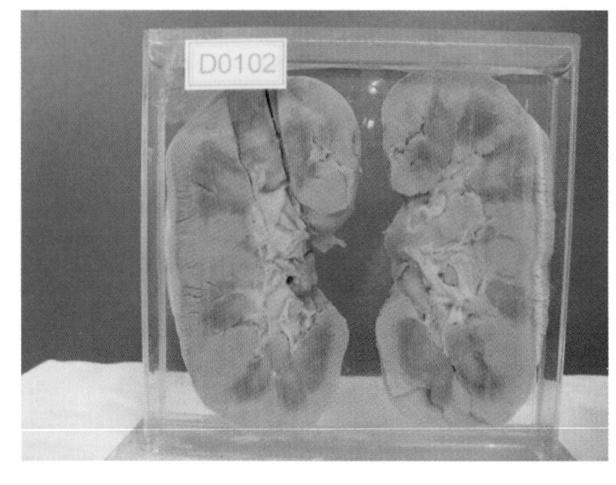


图 4-1-2　肾细胞水肿

D0103. 肝脂肪变性

观察要点:肝脏体积增大,表面光滑,切面颜色呈一致淡黄色,质较软,有油腻感(图4-1-3)。

思考点:比较肝细胞水肿及肝脂肪变性肉眼变化的异同。

D0104. 脾被膜透明变性

观察要点:部分脾被膜增厚、质韧,呈乳白色半透明状。

思考点:上述脾被膜的变化易发生于何种情况?

D0105. 肾结核干酪样坏死

观察要点:肾脏体积增大,切面肾实质呈多灶性坏死,坏死物色黄,质松软、脆、细腻似奶酪,部分坏死物排出形成囊腔(图 4-1-4)。

思考点:肾脏内见到的多个囊腔是如何形成的,应称之为什么?

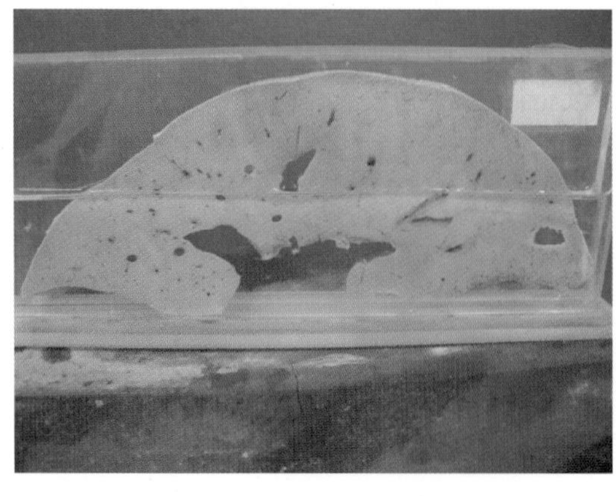

图 4-1-3　肝脂肪变性

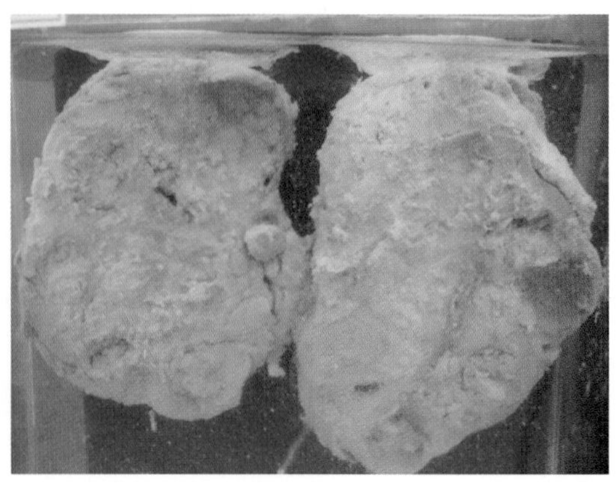

图 4-1-4　肾结核干酪样坏死

D0106. 心肌梗死

观察要点：标本上指示的红箭头部位即发生梗死的部位，梗死灶形状不规则，呈灰白色；正常结构消失(图 4-1-5)。

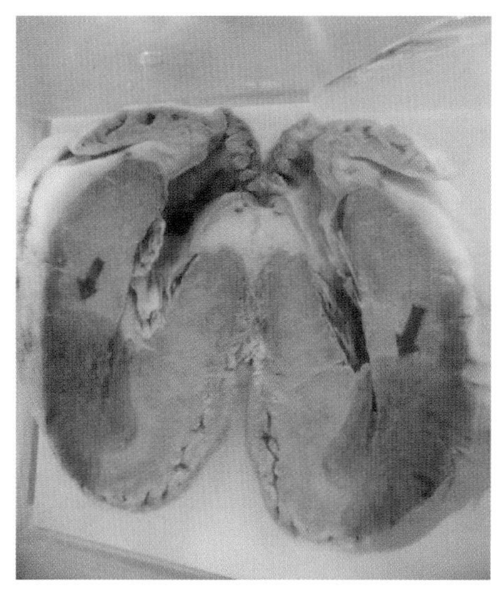

图 4-1-5 心肌梗死

思考点：凝固性坏死的特点。

D0107. 化脓性脑膜炎

观察要点：标本为大脑冠状切面，皮质下脑组织发生部分坏死，液化成半透明胶冻状(因福尔马林固定而凝固)；脑膜血管扩张、充血(图 4-1-6)。

思考点：液化性坏死的特点。

D0108. 足干性坏疽

观察要点：标本为足部，蹋趾、食趾皮肤呈黑褐色，干燥、皱缩，与正常组织分界清楚(图 4-1-7)。

思考点：三种类型坏疽的区别；各有何形态特征？

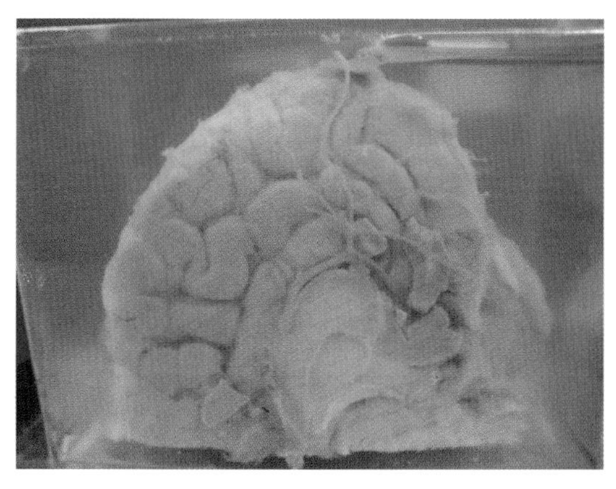

图 4-1-6 化脓性脑膜炎

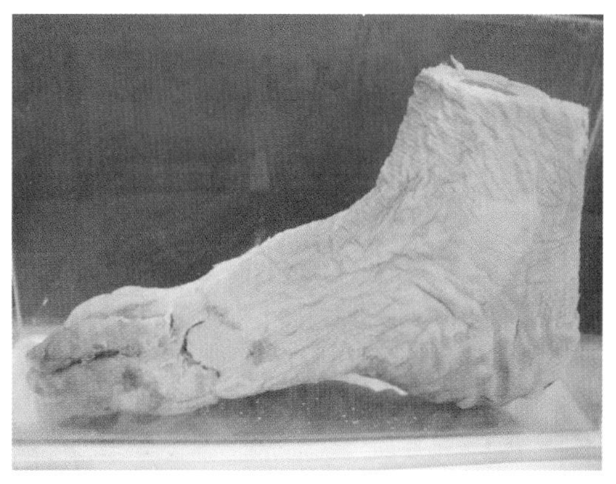

图 4-1-7 足干性坏疽

(二) 组织切片

Q0101. 肝细胞水肿(急性轻型肝炎)

标本来源：取自病毒性肝炎病人的肝组织。

观察要点：

(1) 低倍镜：肝小叶结构可辨，肝索排列紊乱。

(2) 高倍镜：大部分肝细胞体积肿大，肝窦变窄；肿大肝细胞变圆，胞质疏松，染色变淡或胞质稀少、透亮，使整个肝细胞膨大如气球状；细胞核多位于中央区，可见增大及染色变淡。

思考点：此气球样变性是如何形成的？

Q0102. 肾细胞水肿

观察要点：复习正常肾组织切片。

(1) 低倍镜：辨认肾组织结构，找到肾皮质部分，认出肾小球、近曲小管、远曲小管。

(2) 高倍镜：肾近曲小管上皮细胞肿胀，体积增大，突入管腔，使管腔狭小呈星芒状，胞质内充满大量细小均匀红染的蛋白颗粒。部分管腔内可见红染蛋白物质。

思考点：高倍镜下可见这些上皮细胞的胞质内布满大小一致的红染细小颗粒（这些是什么？它们是怎样形成的？注意这些颗粒的染色、粗细度、均匀度以及分布疏密等特点）。部分管腔内形成均匀红染物（这些是何物？为什么会出现这些物质？有何临床意义？）。

Q0103. 肝脂肪变性

观察要点：复习正常肝组织切片（图 4-1-8）。

(1) 低倍镜：大部分肝细胞质内有大小不等的圆形空泡，这是脂肪变性的特点。脂肪变性明显处肝索增粗变宽，排列紊乱，肝窦狭窄，甚至消失（图 4-1-9）。

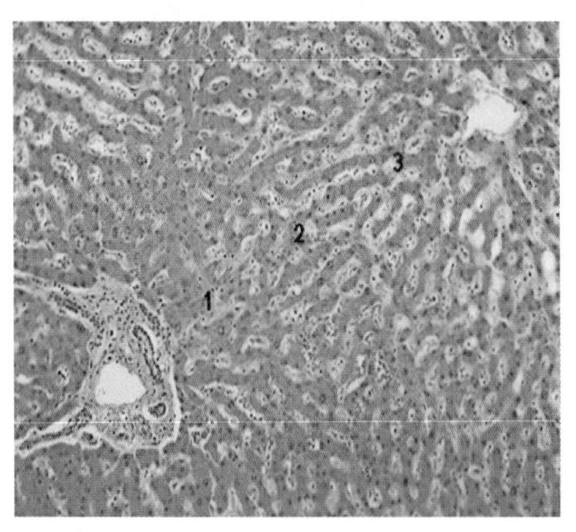


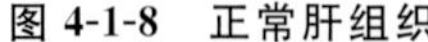
**图 4-1-8　正常肝组织**

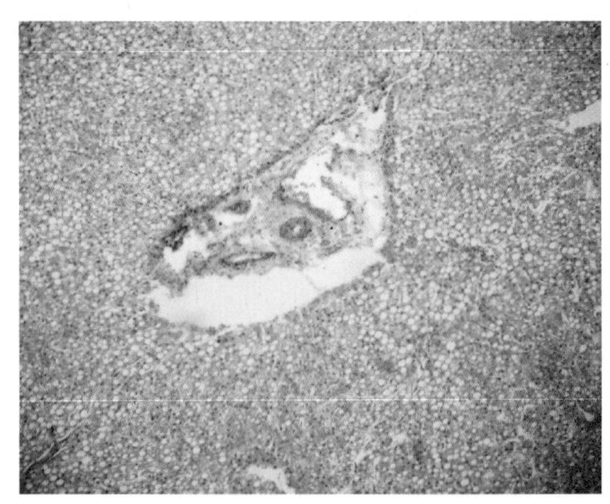

**图 4-1-9　肝细胞脂肪变性（低倍镜）**

(2) 高倍镜：见脂肪变性处为圆形边界清楚的空泡，位于胞质内，细胞核可被挤压至细胞的边缘（图 4-1-10）。

思考点：镜下空泡实为何物，如何与肝细胞气球样变性区别。

Q0104. 脾被膜透明变性

观察要点：

低倍镜：被膜上的胶原纤维肿胀互相融合，形成均匀一致半透明红染的玻璃样物质（图 4-1-11）。

思考点：此半透明红染的物质是怎样形成的？

Q0105. 结核性干酪样坏死

观察要点：

(1) 肉眼：淋巴结中央红染部分为干酪样坏死病灶。

(2) 低倍镜：切片中大部分组织结构已破坏消失，中央干酪样坏死病灶呈大片红染无结构的颗粒状物质，外周可见残存的淋巴结结构。

(3) 高倍镜：坏死组织中细胞轮廓和组织结构彻底破坏，大部分细胞核溶解消失，仅在

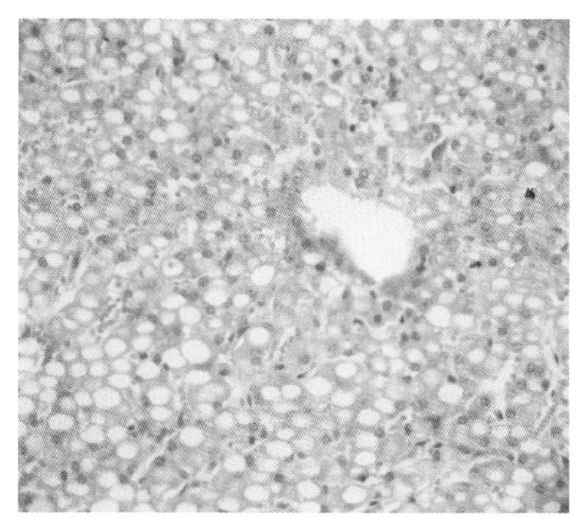

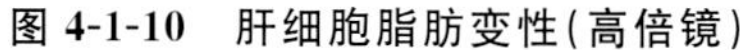

**图 4-1-10 肝细胞脂肪变性(高倍镜)**

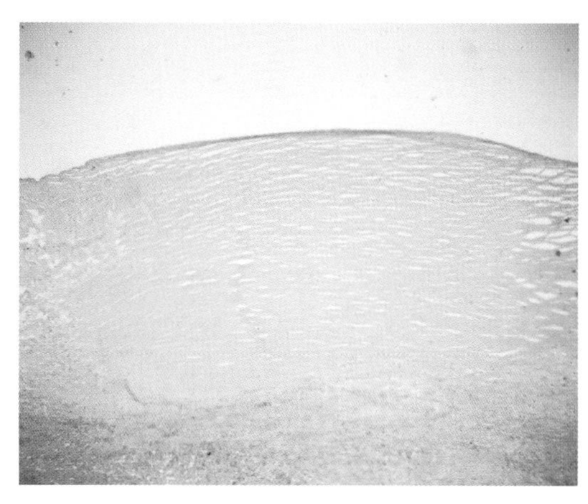

**图 4-1-11 脾被膜透明变性(低倍镜)**

坏死区边缘见核碎片(核碎裂)及浓染的胞核(核浓缩),并可见朗汉斯巨细胞、上皮样细胞、淋巴细胞及纤维细胞等。

思考点:镜下如何判断坏死细胞?

Q0106. 肉芽组织

观察要点:

(1) 低倍镜:可见大量的新生毛细血管和炎症细胞(图 4-1-12)。

(2) 高倍镜:①新生毛细血管:管壁由单层内皮细胞构成,细胞肥大,向腔内突出,有的尚未形成管腔。②成纤维细胞:位于毛细血管之间,细胞较大,胞质丰富,呈椭圆形、菱形或星芒状,细胞界限不清楚,胞核椭圆形或梭形。③上述两种成分之间有许多中性粒细胞、淋巴细胞、浆细胞等炎症细胞浸润(图 4-1-13)。

思考点:肉芽组织的这些组成成分各自有何作用?

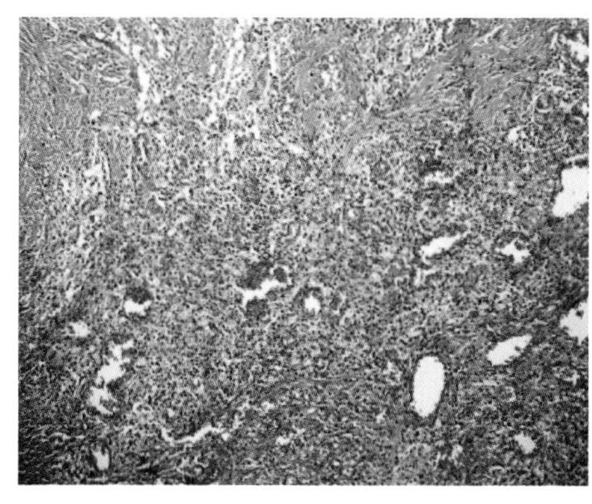

**图 4-1-12 肉芽组织(低倍镜)**

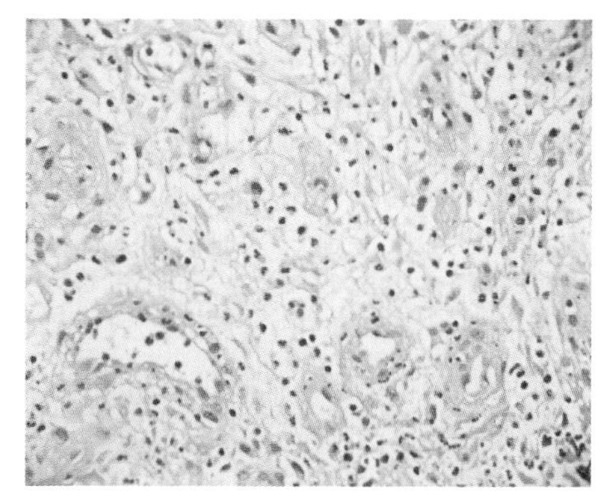

**图 4-1-13 肉芽组织(高倍镜)**

## 三、病例讨论

病例一:男,65 岁,三年前确诊为脑动脉硬化患者,出现脑供血不足,去年始出现记忆力及智力下降,今年上半年出现痴呆,四肢活动尚可。

病例二:男,27 岁,脊髓灰质炎后遗症患者,左下肢肌肉麻痹,体积缩小,行走困难,患肢感觉正常。

病例三:女,50 岁,右输尿管结石患者,B 超发现右肾体积增大、肾实质变薄、内有液平段(说明肾盂有积水)。

回答下列问题:

1. 上述三位患者共同的病变是什么?各属于何种类型?
2. 上述病变会对机体产生何种影响和结局?

# 任务二　局部血液循环障碍

## 一、目的要求

(1) 熟悉肝、肺淤血的病理形态特征及其后果。

(2) 熟悉血栓的类型及其形态特点和好发部位。

(3) 熟悉栓塞的类型,血栓栓塞的常见部位及其后果。

(4) 熟悉梗死的类型及形态学特征。

(5) 熟悉淤血、出血、血栓形成、血栓、栓塞及梗死形态上的区别和各病变之间的关系及对机体的影响。

(6) 掌握光镜下慢性肺淤血病理变化的描述。

## 二、实验内容

局部血液循环障碍实验内容见表 4-1-2。

**表 4-1-2　局部血液循环障碍实验内容**

| 大体标本 | 组织切片 |
| --- | --- |
| D0201. 慢性肝淤血(槟榔肝) | Q0201. 慢性肺淤血 |
| D0202. 慢性肺淤血 | Q0202. 慢性肝淤血 |
| D0203. 动脉血栓 | Q0203. 混合血栓 |
| D0204. 脑出血 | Q0204. 肾贫血性梗死 |
| D0205. 脾贫血性梗死 | |
| D0206. 肺出血性梗死 | |
| D0207. 肠出血性梗死(肠套叠) | |

### (一) 大体标本

D0201. 慢性肝淤血(槟榔肝)

观察要点:肝脏体积增大,被膜紧张;切面布满暗红色的小点,有的互相融合成小条状,其周围组织呈黄色。这种红黄相间的条纹形态与中药槟榔的切面相似(有些切面因固定欠佳病变模糊不清)(图 4-1-14)。

思考点:

1. 标本中暗红色和灰黄色的小点及条纹在显微镜下是什么病变?这种病变是怎样发生的?

2. 慢性肝淤血进一步发展，肝脏可发生怎样的改变？

D0202. 慢性肺淤血

观察要点：近肺门肺组织，呈褐色，质坚实，见针尖大小的棕色小点。

思考点：此棕色小点是怎样形成的？

D0203. 动脉血栓

观察要点：动脉管腔内充满一实性物，即血栓；血栓表面干燥、粗糙、无光泽，灰白中夹杂少数暗红色区；血栓与动脉壁粘连紧密（图 4-1-15）。

思考点：该血栓属何种类型的血栓？试述其形成机制。

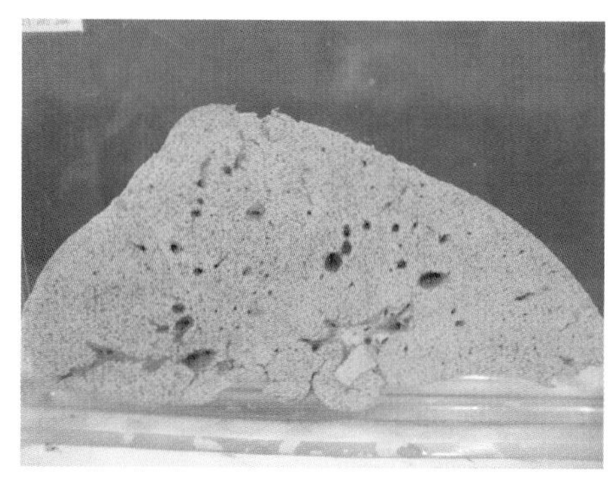

**图 4-1-14 慢性肝淤血（槟榔肝）**

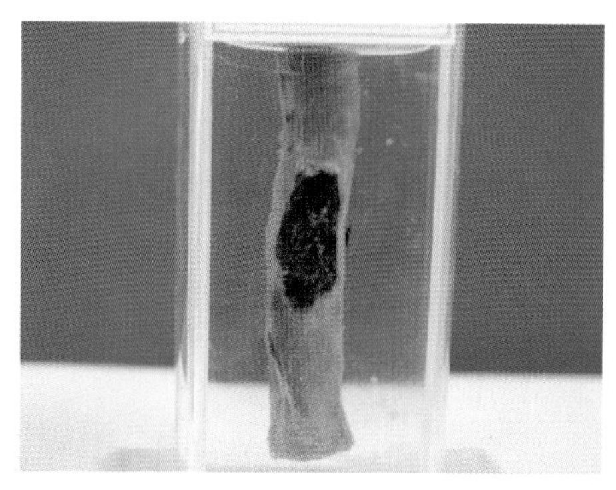

**图 4-1-15 动脉血栓**

D0204. 脑出血

观察要点：大脑冠状切面近内囊区可见暗红色（固定后呈灰黑色）出血区，可破入侧脑室（图 4-1-16）。

思考点：脑出血多由哪些疾病引起？对机体有何影响？

D0205. 脾贫血性梗死

观察要点：脾切面可见灰白色、边界清楚、呈三角形的梗死区，梗死区尖端指向脾门、底位于脏器的边缘，梗死区边缘可见暗红色出血带（图 4-1-17）。

思考点：此标本病变如何发生？梗死灶的外形与 D0106 有何不同？

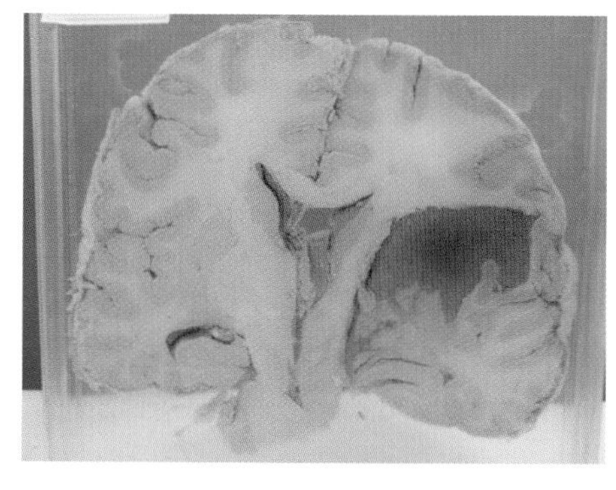

**图 4-1-16 脑出血**

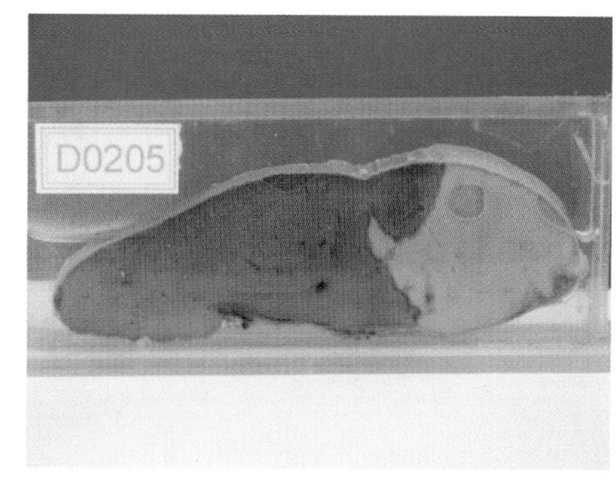


**图 4-1-17 脾贫血性梗死**

D0206. 肺出血性梗死

观察要点：肺组织切面上见有数处呈楔形、颜色暗红（或黑色）、边缘分界不甚清楚的出血灶。

思考点:肺出血性梗死在什么情况下会发生?梗死灶的形态特征如何?

D0207. 肠出血性梗死(肠套叠)

观察要点:由肠套叠引起,可见回肠一段呈暗红或灰黑色,肿胀,黏膜面混浊,浆膜失去光泽(图 4-1-18)。

思考点:贫血性梗死和出血性梗死分别在什么情况下会出现?

## (二) 组织切片

Q0201. 慢性肺淤血

观察要点:复习正常肺组织切片(图 4-1-19)。

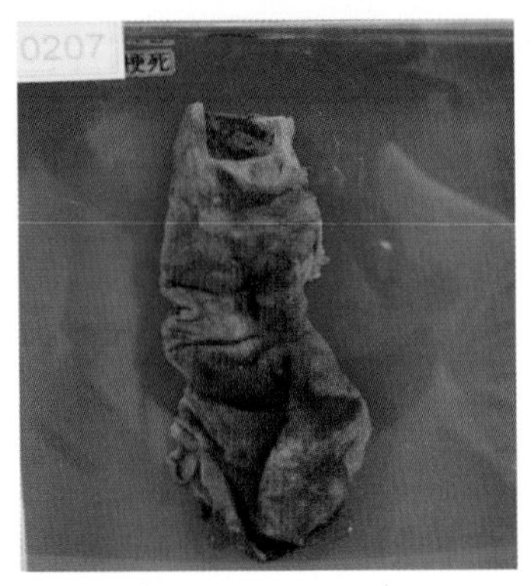


图 4-1-18 肠出血性梗死(肠套叠)

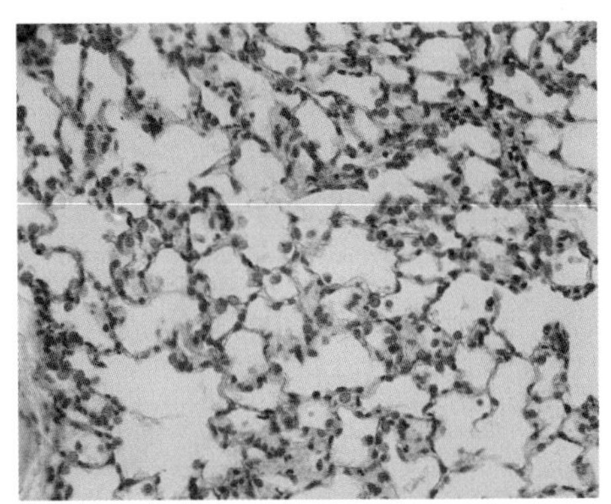

图 4-1-19 正常肺组织

(1) 低倍镜:肺泡壁毛细血管扩张、充血,致使肺泡壁略增厚,肺泡腔内有淡红色水肿液、红细胞及心力衰竭细胞(图 4-1-20)。

(2) 高倍镜:镜下观察心力衰竭细胞的特点:①细胞体积较大;②细胞呈圆形或椭圆形;③胞质内充满棕黄色含铁血黄素颗粒(图 4-1-21)。

思考点:心力衰竭细胞如何产生?

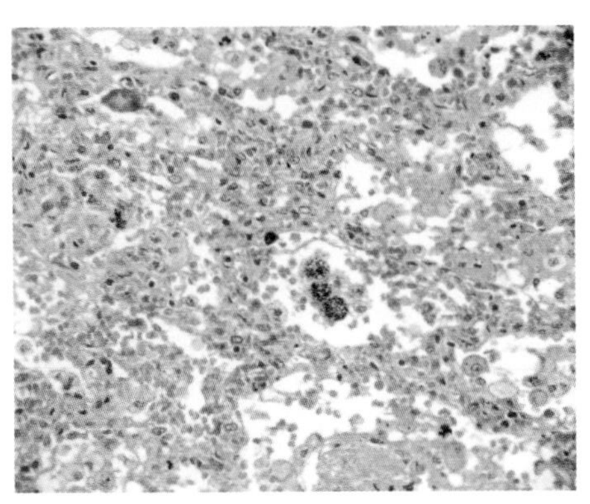

图 4-1-20 慢性肺淤血(低倍镜)

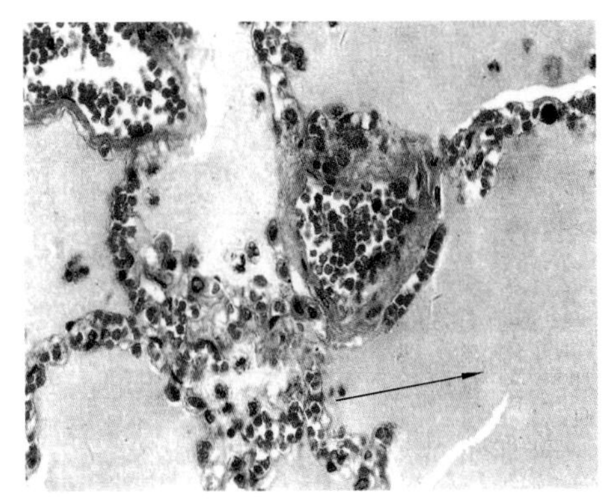

图 4-1-21 慢性肺淤血(高倍镜)

→示水肿液

Q0202. 慢性肝淤血

观察要点：

(1) 低倍镜：肝小叶中央部明显淤血，呈一片红染，一部分与淤血的小叶互相沟通。

(2) 高倍镜：肝小叶中央静脉及其周围的肝窦扩张充满红细胞，相邻的肝细胞萎缩消失。小叶周边肝细胞脂肪变性，胞质内出现大小不等的空泡。

思考点：槟榔肝产生的机制是什么？

Q0203. 混合血栓

观察要点：

(1) 低倍镜：血栓中可见许多淡红色、粗细不等的珊瑚状血小板梁（血小板梁由许多细颗粒状的血小板构成），小梁周边可见细胞成分。

(2) 高倍镜：淡红色小梁即血小板梁，小梁之间有深粉红色网状的纤维素，其中网罗了大量红细胞和少许白细胞。

思考点：此血栓由几种成分组成？

Q0204. 肾贫血性梗死

观察要点：正常肾组织与梗死灶间有染色较红的充血出血带；梗死灶内依稀可见模糊的组织轮廓（如肾小球、肾小管），但细胞有明显的坏死特征（核固缩、核碎裂、核溶解）。

思考点：肾贫血性梗死与肾结核干酪样坏死镜下如何区别？

## 三、病例讨论

病例一：男，58 岁。患高血压病已十余年。近年常有便秘，五日前去厕所大便时突然晕倒，并伴有大小便失禁，右侧上、下肢瘫痪。

病例二：女，60 岁。五年前已确认为脑动脉粥样硬化（血管内膜受损），四天前早晨醒来自觉头昏并发现右侧上、下肢不能自如活动，且病情不断加重，至次日上午出现右侧上、下肢瘫痪。

病例三：女，27 岁。患风湿性心脏病伴亚急性细菌性心内膜炎（左心室有赘生物形成），某日起床下地活动时，突感头昏，当即卧床，两天后发现右侧上、下肢瘫痪。

讨论：

1. 上述三位患者共同特点是头昏、昏迷等神经系统症状和右侧上、下肢瘫痪，请结合解剖学知识，考虑上述患者病变发生部位。

2. 结合局部血液循环障碍知识，进一步考虑上述患者的病变性质是否相同。根据已提供的病史，初步考虑三位患者的诊断分别是什么？并提出诊断依据。

# 任务三 炎 症

## 一、目的要求

(1) 掌握炎症的基本病变和各种炎症细胞的形态特点，并分析它们对机体可能产生的影响。

(2) 掌握炎症的分类，注意各类型炎症的病变特点，重点是化脓性炎症的形态特点。

## 二、实验内容

炎症实验内容见表 4-1-3。

表 4-1-3 炎症实验内容

| 大体标本 | 组织切片 |
|---|---|
| D0301. 纤维素性心包炎 | Q0301. 各种炎症细胞 |
| D0302. 肺脓肿 | Q0302. 化脓性脑膜炎(表面化脓) |
| D0303. 肝脓肿 | Q0303. 肺脓肿 |
| D0304. 化脓性脑膜炎 | Q0304. 急性蜂窝织炎性阑尾炎 |
| D0305. 慢性胆囊炎 | Q0305. 肾结核(结核性肉芽肿) |
| D0306. 结肠息肉 | |
| D0307. 肠系膜慢性炎症包块 | |

### (一) 大体标本

D0301. 纤维素性心包炎(绒毛心)

观察要点：心脏标本，心包已剪开，见心包脏、壁两层间有大量灰白色絮状物，心脏表面呈绒毛状外观(图 4-1-22)。

思考点：绒毛心产生的机制及可能出现的后果。

D0302. 肺脓肿

观察要点：肺下叶切面上可见一个 3 cm×5 cm 大小的脓肿，与周围组织界限尚清楚，脓腔内有凝固成灰黄色的脓液，部分脱落(图 4-1-23)。

思考点：脓肿有何形态特点？此脓液如何形成？

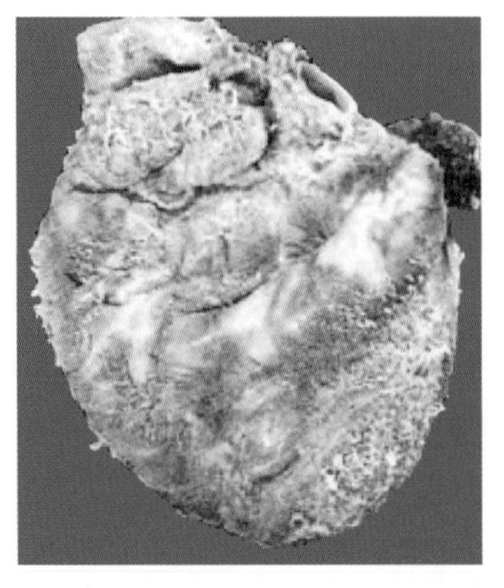

图 4-1-22 纤维素性心包炎(绒毛心)

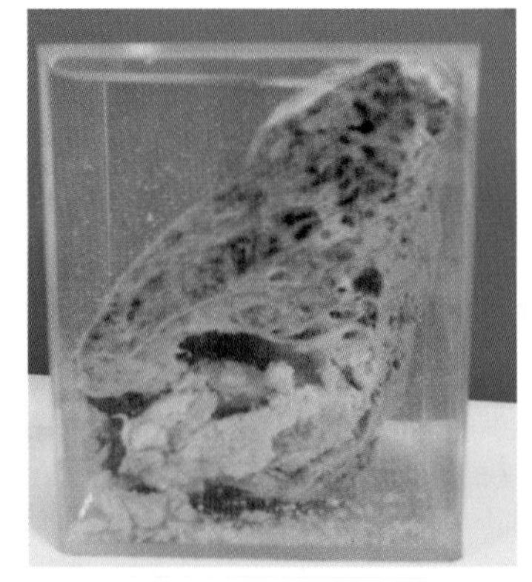

图 4-1-23 肺脓肿

D0303. 肝脓肿

观察要点：肝组织内有一较大脓肿，脓肿切开后脓液已流失，形成圆形脓腔，边界清楚，脓肿处肝被膜增厚(图 4-1-24)。

D0304. 化脓性脑膜炎

观察要点：大脑半球标本，蛛网膜下腔有灰白色脓液积聚，覆盖于脑表面，使脑回和脑沟结构模糊，脑血管明显扩张充血（图 4-1-25）。

思考点：此炎症是属于化脓性炎症的哪种类型？

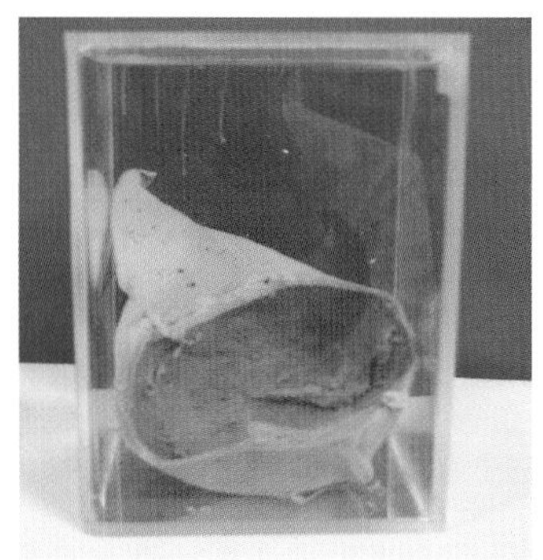

**图 4-1-24 肝脓肿**

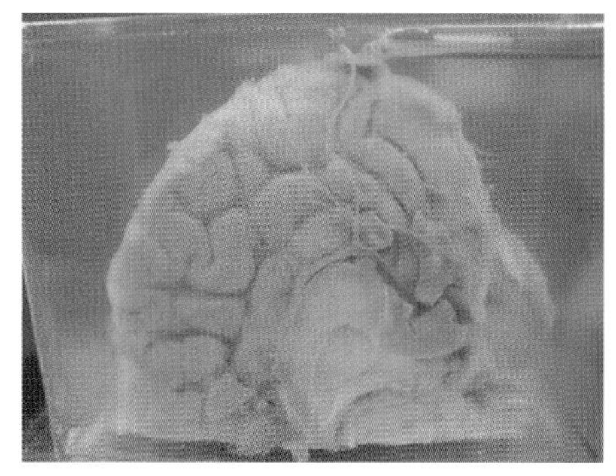

**图 4-1-25 化脓性脑膜炎**

D0305. 慢性胆囊炎

观察要点：此胆囊炎是由胆结石所致，由于结石嵌顿，使胆汁淤积、胆囊体积增大，囊壁受压变薄，囊腔充满稀薄黏液（已流失），囊腔内可见结石（已取出）。

思考点：慢性炎症的病变以什么改变为主？

D0306. 结肠息肉

观察要点：肠腔面可见多个花生米大小的带蒂的肿物向黏膜表面突起，即息肉（图 4-1-26，注意不要把肠壁外表的肠脂垂误认为息肉）。

思考点：此息肉是肿瘤吗，为什么？

D0307. 肠系膜慢性炎症包块

观察要点：在肠管的一段形成一巨大的包块，大小为 10 cm×8 cm，包块边界清楚，切面呈灰白色（图 4-1-27）。

思考点：这包块是否就是肿瘤，为什么？

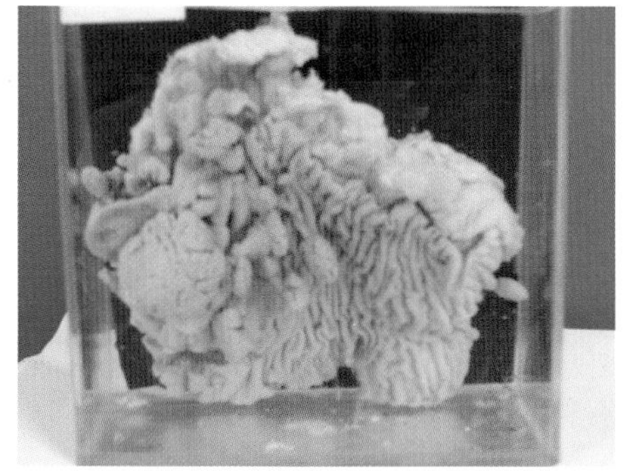

**图 4-1-26 结肠息肉**

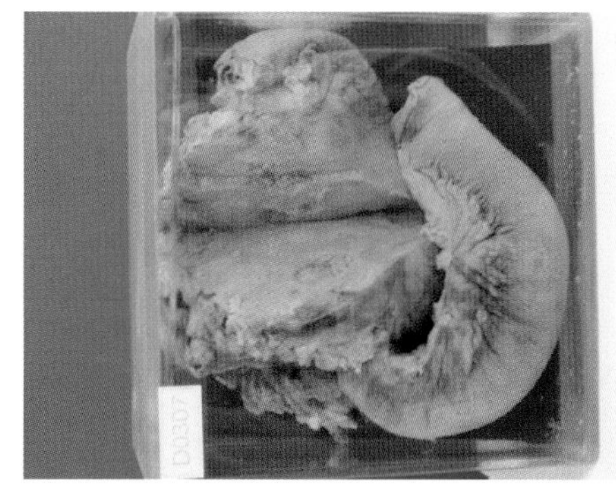


**图 4-1-27 肠系膜慢性炎症包块**

（二）组织切片

Q0301. 各种炎症细胞

观察要点：

(1) 低倍镜：肾脏组织，各类炎症细胞弥漫浸润于肾盂及肾间质之中。

(2) 高倍镜：观察各类炎症细胞的形态特点（图 4-1-28）。本切片可见到大量中性粒细胞及一定量的浆细胞、淋巴细胞，少量嗜酸性粒细胞和巨噬细胞。

思考点：各种炎症细胞的形态特点和临床病理意义。

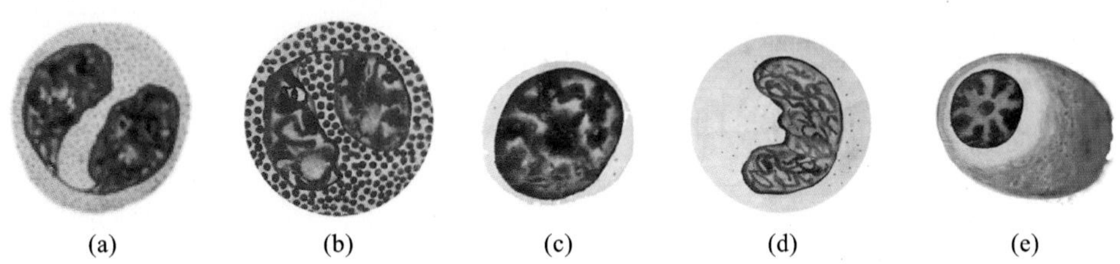

图 4-1-28 各种炎症细胞

(a) 中性粒细胞；(b) 嗜酸性粒细胞；(c) 淋巴细胞；(d) 巨噬细胞；(e) 浆细胞

Q0302. 化脓性脑膜炎

观察要点：

低倍镜：蛛网膜下腔内有大量中性粒细胞和单核细胞聚集，周围的脑组织有明显的充血表现。

Q0303. 肺脓肿

观察要点：

低倍镜：标本为肺组织，脓肿处肺组织已被破坏，并有大量中性粒细胞聚集，呈局限性，周围血管扩张、充血（图 4-1-29）。

思考点：镜下的脓腔有什么特点？

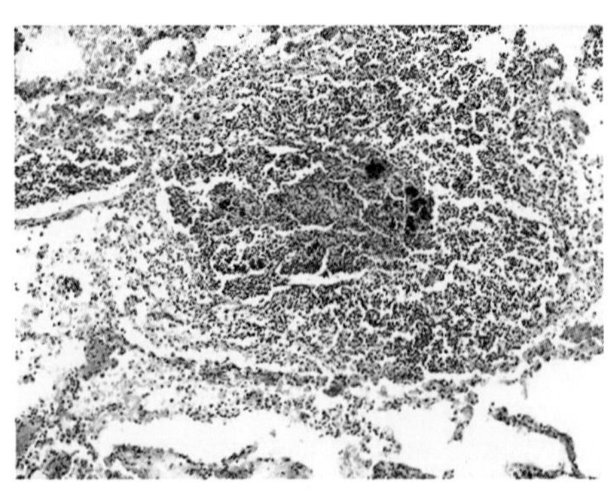

图 4-1-29 肺脓肿

Q0304. 急性蜂窝织炎性阑尾炎

观察要点：

低倍镜：①阑尾黏膜上皮部分坏死脱落，形成缺损。②阑尾腔内有变性、坏死的中性粒细胞（脓细胞）、浆液渗出和红细胞漏出。③阑尾各层组织中血管充血、间质水肿，有大量中性粒细胞弥漫性浸润。阑尾浆膜及系膜明显充血，并附有纤维素及以中性粒细胞为主的炎性渗出物(图 4-1-30)。

思考点：蜂窝织炎和脓肿在镜下的区别之处。

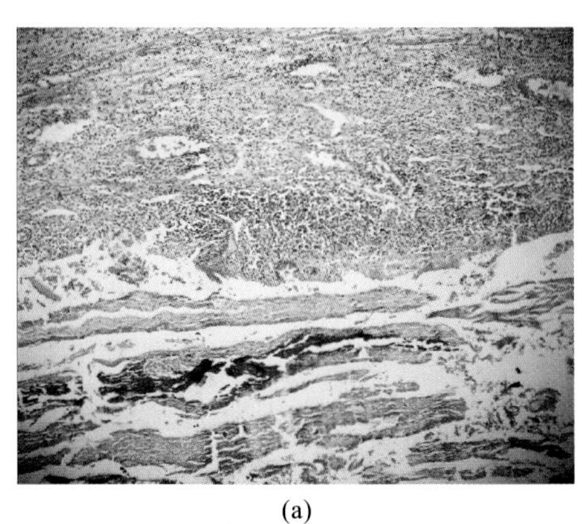

(a)

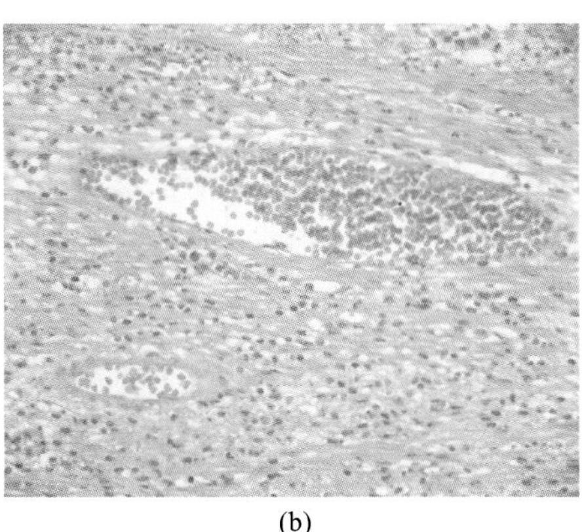

(b)

**图 4-1-30 急性蜂窝织炎性阑尾炎**

(a) 低倍镜图；(b) 高倍镜图

Q0305. 肾结核(结核性肉芽肿)

观察要点：

低倍镜：①主要由朗汉斯巨细胞、上皮样细胞构成，略呈结节状；②朗汉斯巨细胞体积巨大，多个细胞核散在细胞质内；③周围纤维组织显著增生、玻璃样变性(图 4-1-31)。

思考点：此朗汉斯巨细胞和上皮样细胞是由什么细胞演变而形成的，有何作用？

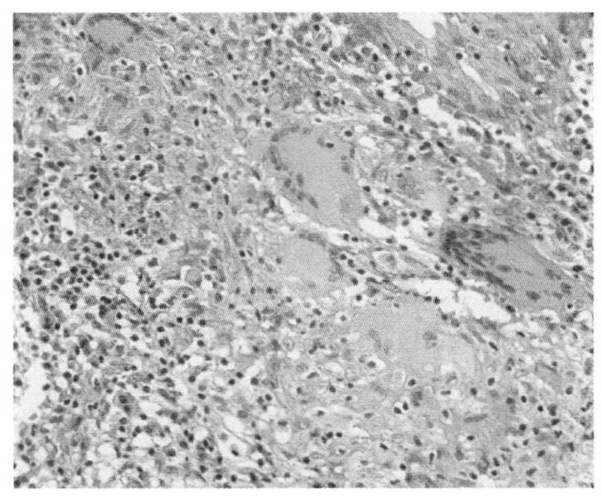

**图 4-1-31 肾结核(结核性肉芽肿)**

## 三、病例讨论

高××，右腿受伤，大量出血，但未骨折，经现场急救包扎伤口，2 h 后送入医院。入院时脸色苍白，脉搏细弱，脉率 110 次/分，BP 80/50 mmHg，经抢救升至 110/70 mmHg，全身情况较好，2 天后发现伤口周围明显红肿，创面有脓性渗出物，体温升至 39.5 ℃，正在治疗中。

讨论：

1. 受伤后来医院为什么有这些表现？在抢救过程中应做哪些工作？
2. 如何解释入院 2 天后，患者受伤局部和全身的变化？此时又应注意哪些问题？

# 任务四　肿瘤(一)

## 一、目的要求

(1) 掌握肿瘤标本的观察方法。

(2) 掌握肿瘤的大体和组织学形态特点。

(3) 掌握肿瘤的生长方式和转移途径。

(4) 从肿瘤的外形、生长方式、分化程度、转移等情况来认识良性和恶性肿瘤的特点，掌握区别良性和恶性肿瘤的原则。

(5) 掌握癌与肉瘤的病变特点及区别。

(6) 了解常见肿瘤的病理形态特点。

(7) 掌握光镜下食管鳞状细胞癌病理变化的描述。

## 二、肿瘤标本的观察方法

### 1. 大体标本

(1) 首先辨认是什么器官，其次观察肿瘤发生在什么部位，肿瘤的数目、大小、形态、颜色、质地、光泽及有无继发性变化(如出血、坏死等)。

(2) 注意肿瘤的生长方式，是膨胀性、外生性还是浸润性。

### 2. 切片标本

(1) 首先确定切片中有无肿瘤组织，如有肿瘤组织，进一步观察肿瘤有无包膜，其实质与间质的分界是否明显。

(2) 详细观察肿瘤组织的形态特征：①肿瘤组织的结构及肿瘤细胞的排列与何种组织相似？可能由何种组织发生？②肿瘤的异型性(组织结构和细胞异型性)如何？是良性肿瘤还是恶性肿瘤？③肿瘤组织的浸润和转移；肿瘤组织的继发性改变，如有无出血、坏死、感染、钙化等。

## 三、实验内容

肿瘤实验内容(一)见表 4-1-4。

表 4-1-4　肿瘤实验内容(一)

| 大体标本 | 组织切片 |
|---|---|
| D0401. 皮肤乳头状瘤 | Q0401. 皮肤乳头状瘤 |
| D0402. 卵巢浆液性囊腺瘤 | Q0402. 脂肪瘤 |
| D0403. 卵巢黏液性囊腺瘤 | Q0403. 鳞状细胞癌(食管) |
| D0404. 子宫平滑肌瘤 | Q0404. 胃腺癌 |

续表

| 大体标本 | 组织切片 |
| --- | --- |
| D0405. 结肠脂肪瘤 | Q0405. 纤维肉瘤 |
| D0406. 结肠多发性息肉恶变 | Q0406. 平滑肌肉瘤 |
| D0407. 胃癌 | Q0407. 淋巴结转移癌 |
| D0408. 脂肪肉瘤 | |
| D0409. 肠系膜霍奇金氏病 | |
| D0410. 横纹肌肉瘤 | |
| D0411. 腹膜后神经纤维瘤 | |
| D0412. 隆突性纤维肉瘤 | |
| D0413. 皮下纤维瘤 | |
| D0414. 腹膜后恶性淋巴瘤 | |
| D0415.（肠系膜）恶性淋巴瘤 | |
| D0416. 大腿滑膜肉瘤 | |

### （一）大体标本

D0401. 皮肤乳头状瘤

观察要点：皮肤表面可见多个大小不等的肿物，肿瘤呈乳头状，质地硬实，无出血坏死（图 4-1-32）。

D0402. 卵巢浆液性囊腺瘤

观察要点：肿瘤为单房性，囊腔内浆液清亮透明（标本切开时浆液已流失），囊壁内表面可见多个小乳头状突起（图 4-1-33）。

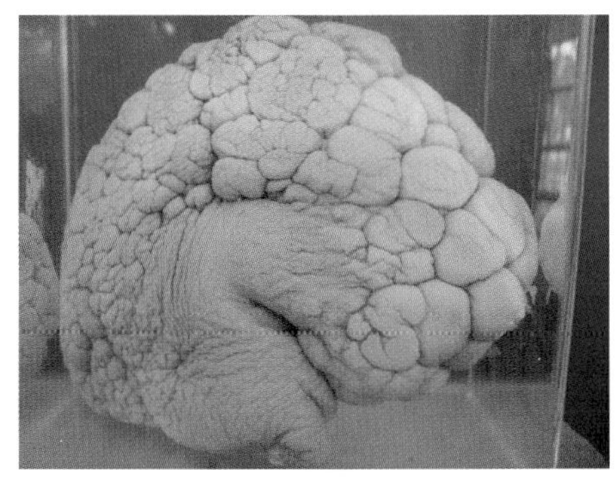

**图 4-1-32　皮肤乳头状瘤**

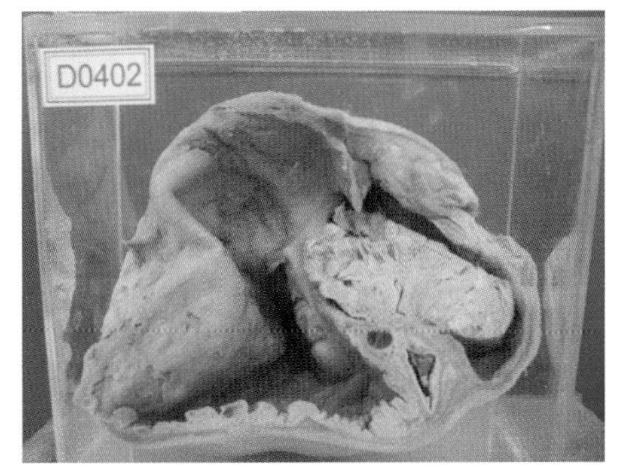


**图 4-1-33　卵巢浆液性囊腺瘤**

D0403. 卵巢黏液性囊腺瘤

观察要点：卵巢组织全部被肿瘤占据，包膜完整，外壁光滑，切面可见多个大小不等的囊腔，内壁光滑，囊腔内充满灰白色半透明浓稠黏液（标本切开时黏液已流失）（图 4-1-34）。

D0404. 子宫平滑肌瘤

观察要点：子宫明显增大，子宫腔内可见一个大小达 8 cm×9 cm 的肿物，阻塞子宫腔，肿物包膜完整；子宫肌层可见多个大小不等的球形结节，分界清楚，有包膜；浆膜下可见多个大小不等的结节，小如粟粒，大如鸡卵，边界清楚，质韧；肿瘤切面均呈灰白色，可见编织状条纹(图 4-1-35)。

思考点:这些大体表现如何说明它是良性肿瘤?

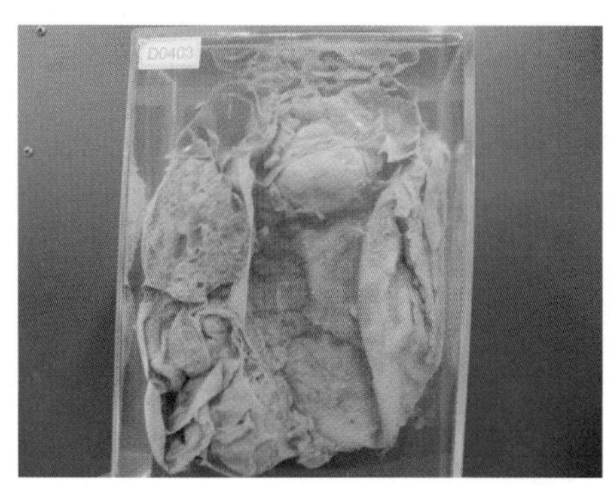


图 4-1-34　卵巢黏液性囊腺瘤

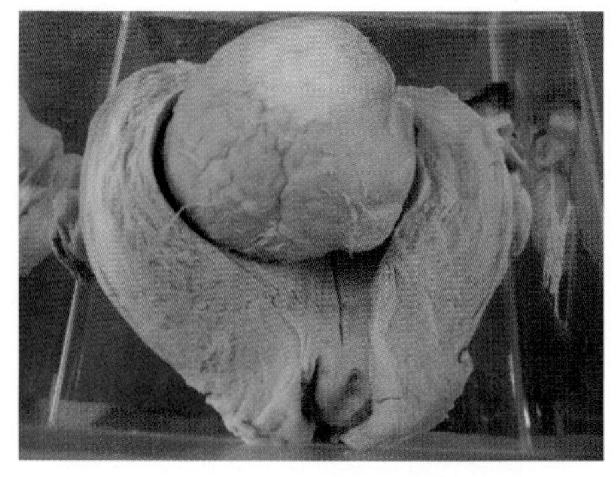

图 4-1-35　子宫平滑肌瘤

D0405. 结肠脂肪瘤

观察要点:可见两个肿物呈外生性生长,其外有一极薄的完整的结缔组织包膜,较光滑,切面似分化成熟的脂肪组织,呈淡黄色,油腻,质软(图 4-1-36)。

思考点:这种良性肿瘤有何临床表现?为什么?其和正常脂肪组织如何鉴别。

D0406. 结肠多发性息肉恶变

观察要点:肠黏膜表面可见上百个大小不等的息肉状肿物突出于黏膜表面,基部有蒂与肠黏膜相连,表面灰白色,部分区域出现出血、糜烂(图 4-1-37)。

思考点:良性病变恶变时有哪些变化?

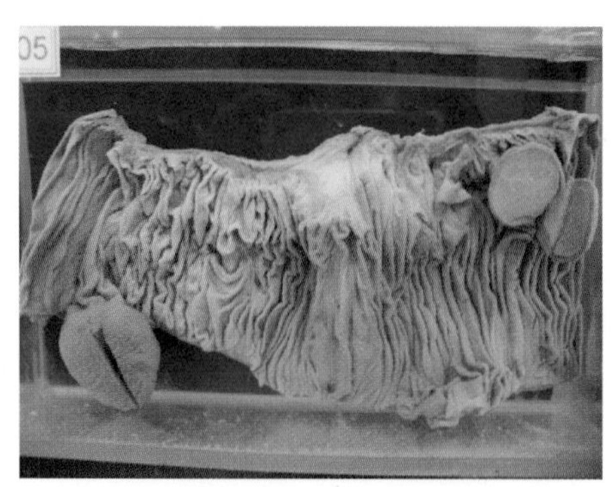

图 4-1-36　结肠脂肪瘤

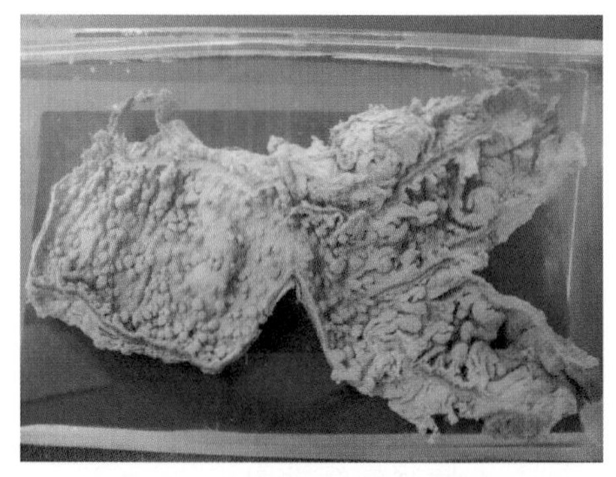

图 4-1-37　结肠多发性息肉恶变

D0407. 胃癌

观察要点:可见一大小为 10 cm×12 cm 的肿块突出于胃黏膜表面,呈菜花状,表面见坏死并形成较大的不规则溃疡,其边缘隆起,呈火山口状或堤状,底部粗糙;切面灰白色,癌组织呈蟹足状向深部胃壁组织浸润,边界不清,肿瘤部分组织坏死脱落。

思考点:从标本看,肉眼如何区别溃疡型胃癌与胃溃疡(图 4-1-38、图 4-1-39)?

D0408. 脂肪肉瘤

观察要点:标本为一大小为 20 cm×22 cm 的肿块,呈结节状,表面可见假包膜,切面呈黄白色,略带灰红色,质软,油腻,呈鱼肉状(图 4-1-40)。

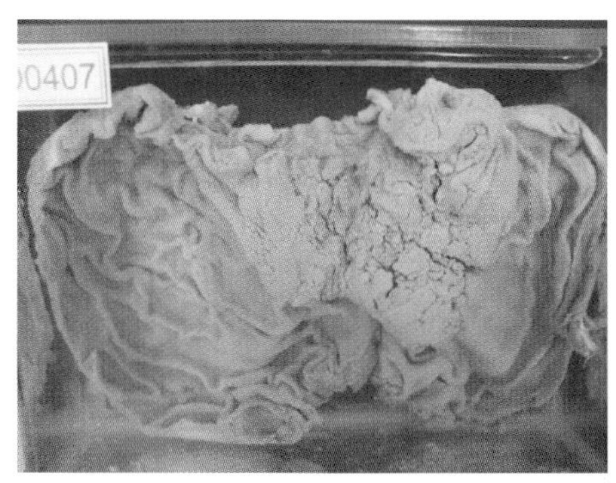

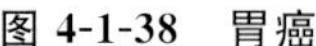

图 4-1-38 胃癌

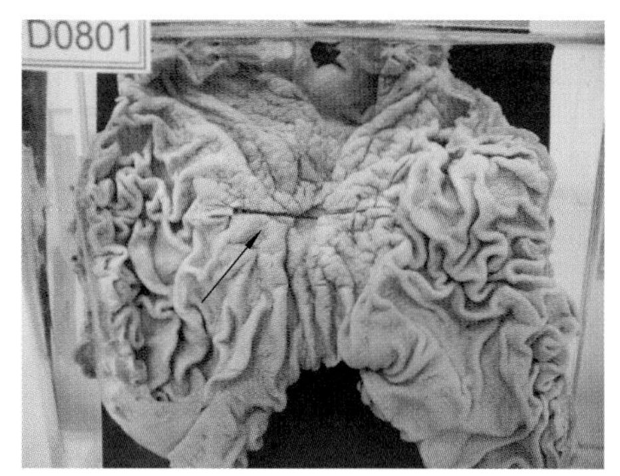


图 4-1-39 胃溃疡

思考点：与 D0405 结肠脂肪瘤在大体形态上有何区别？

D0409. 肠系膜霍奇金氏病（恶性淋巴瘤）

观察要点：该标本为整个肿瘤结节，其表面可见多个瘤结节突起，由多个肿大的淋巴结融合在一起而形成；肿瘤切面呈灰白色，鱼肉状，其内可见坏死灶（图 4-1-41）。

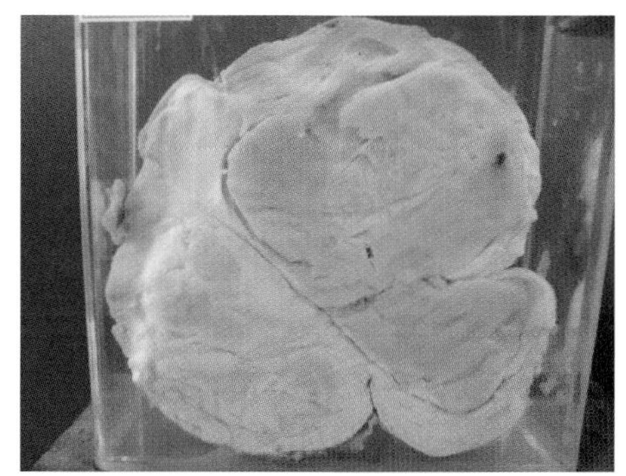

图 4-1-40 脂肪肉瘤

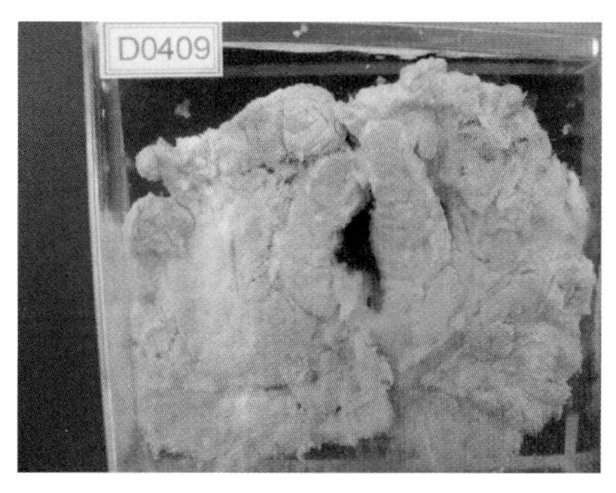


图 4-1-41 肠系膜霍奇金氏病

D0410. 横纹肌肉瘤

观察要点：可见肿瘤组织切面呈粉红色，鱼肉状（图 4-1-42）。

D0411. 腹膜后神经纤维瘤

观察要点：标本可见一个巨大肿块，大小约 10 cm×5 cm，包膜完整。

D0412. 隆突性纤维肉瘤

观察要点：标本可见一肿块，无明显包膜，有出血，组织分界不清（图 4-1-43）。

### （二）组织切片

Q0401. 皮肤乳头状瘤

观察要点：

（1）低倍镜：肿瘤表面呈乳头状，染色较深，是增生的鳞状上皮；乳头的中轴为间质，是血管及纤维组织，并有少量的炎症细胞浸润。

（2）高倍镜：瘤细胞分化成熟，似正常的鳞状上皮，但细胞层数增多，可见角化，肿瘤无浸润性生长，基底膜完整。

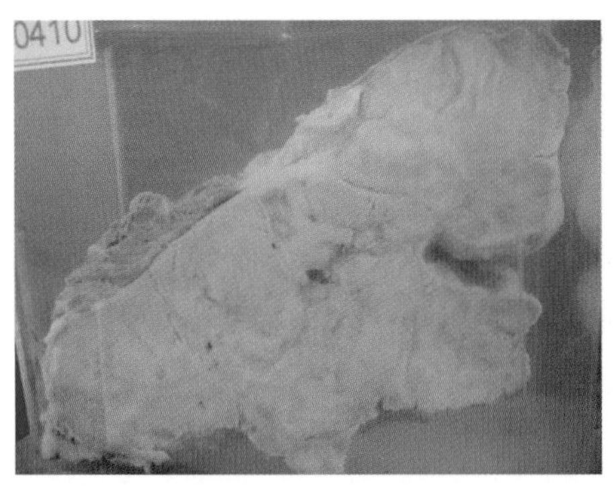


图 4-1-42　横纹肌肉瘤

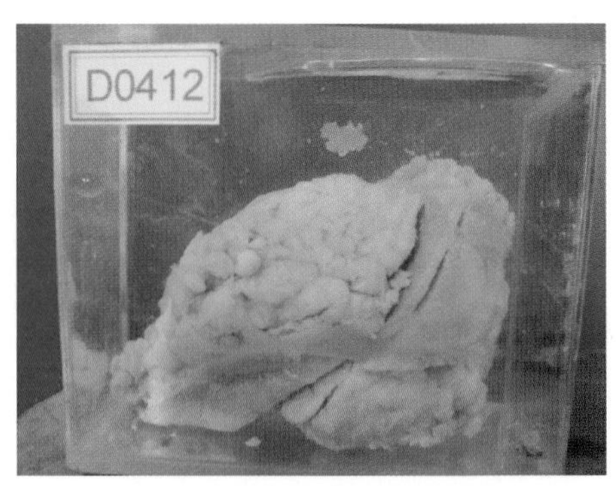


图 4-1-43　隆突性纤维肉瘤

Q0402. 脂肪瘤

观察要点：复习正常脂肪组织切片(图 4-1-44)。

(1) 低倍镜：瘤细胞排列拥挤，间质将瘤组织分隔为大小不一、形状不规则的小叶状结构(图 4-1-45)。

(2) 高倍镜：肿瘤细胞分化好，与成熟的脂肪细胞很相似。

思考点：镜下瘤细胞与正常细胞的区别。

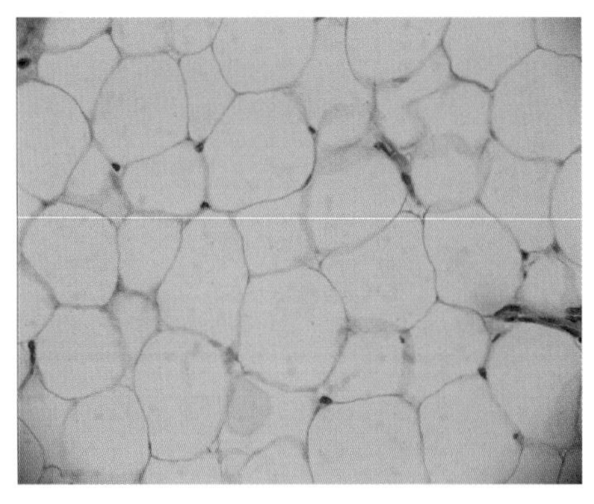

图 4-1-44　正常脂肪组织

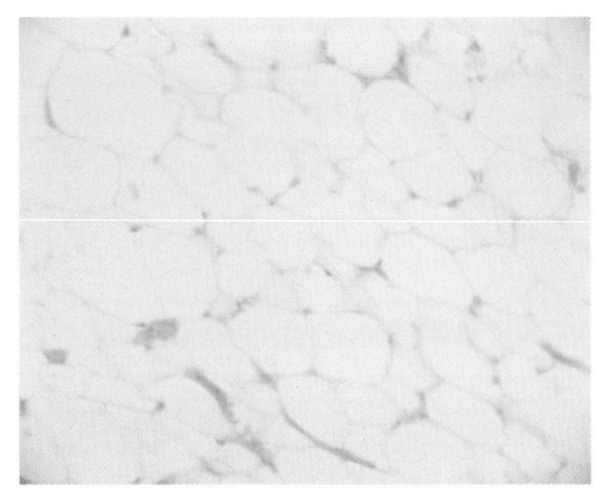

图 4-1-45　脂肪瘤(低倍镜)

Q0403. 鳞状细胞癌(食管)

观察要点：

(1) 低倍镜：见大小不等的癌细胞团，呈片状或条索状排列，此为癌巢，位于结缔组织间质中(图 4-1-46)。

(2) 高倍镜：癌巢由分化较好的鳞状上皮癌细胞构成，癌巢中央有粉红色同心圆排列的角化珠，即癌珠，有的在癌细胞间可见细胞间桥。间质中可见浆细胞和淋巴细胞浸润(图 4-1-47)。

思考点：与 Q0401 皮肤乳头状瘤镜下的区别？如何判断它是癌而不是肉瘤？认为它起源于鳞状上皮的根据是什么？

Q0404. 胃腺癌

观察要点：

(1) 低倍镜：切片中小部分为正常胃黏膜腺体，大部分为癌组织；细胞排列成腺腔状，

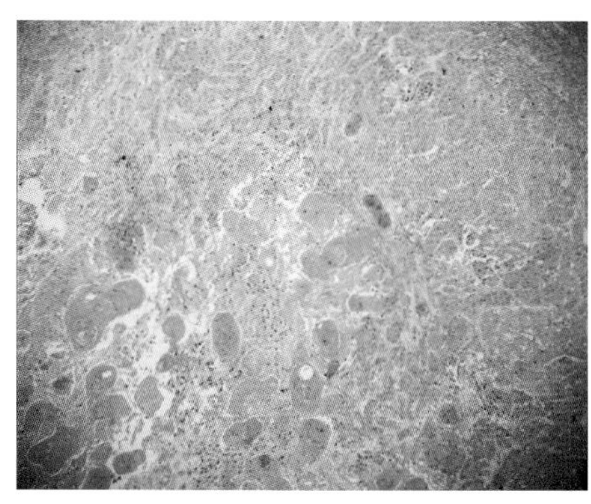

图 4-1-46 鳞状细胞癌(低倍镜)

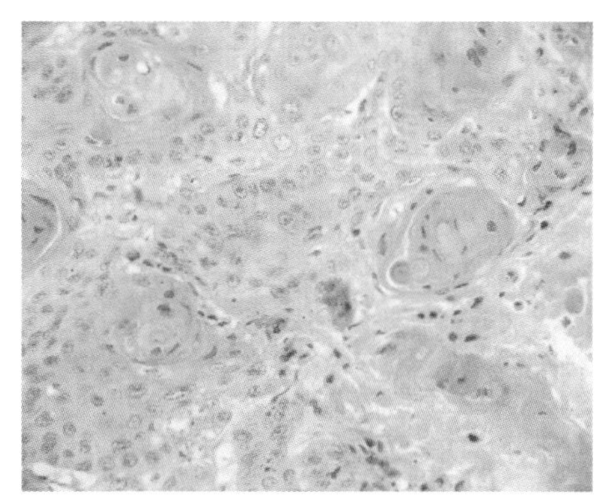

图 4-1-47 鳞状细胞癌(高倍镜)

但腺体染色深,大小形态不规则,排列紊乱且可见癌组织已浸润到黏膜下层和肌层(图 4-1-48)。

(2) 高倍镜:腺体排列紊乱,癌细胞形态不一,排列成多层,异型性明显;核大,深染,核、质比例失调;核分裂多,可见病理性核分裂象(图 4-1-49)。

思考点:本例诊断为腺上皮来源的特征根据是什么?如何与腺瘤区别?

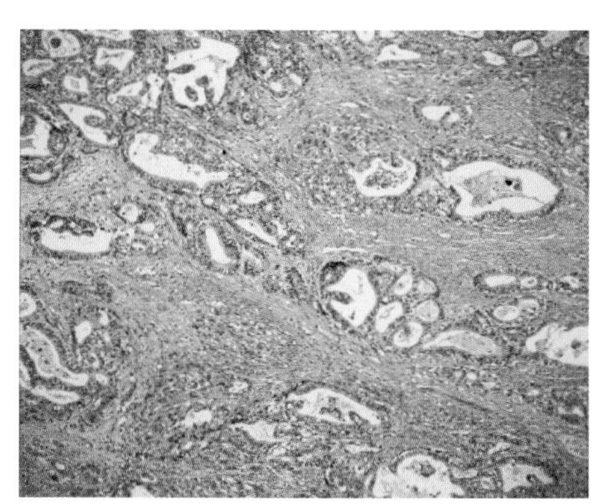

图 4-1-48 胃腺癌(低倍镜)

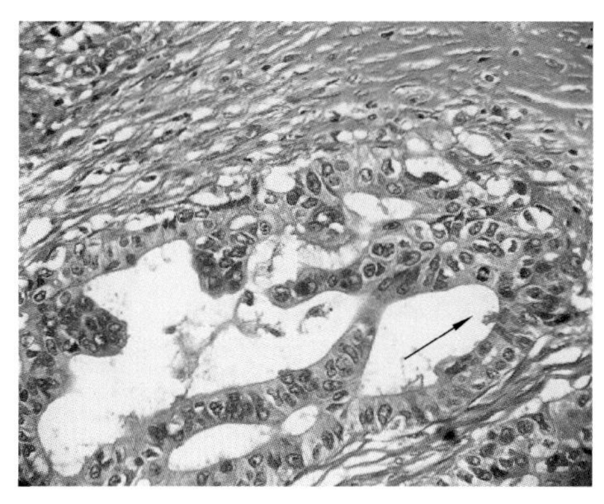

图 4-1-49 胃腺癌(高倍镜)

↗示病理性核分裂象

Q0405. 纤维肉瘤

观察要点:

(1) 低倍镜:瘤细胞呈束状排列,交错成编织状,而且大部分排列较紊乱。

(2) 高倍镜:瘤细胞多呈梭形或不规则形,大小明显不等,核深染;核膜厚,染色质粗糙。有时可见不对称、多极性等病理性核分裂象。肿瘤细胞间可见少量红染的胶原纤维;肿瘤细胞间散布一些血管,为肿瘤间质(图 4-1-50)。

思考点:镜下纤维肉瘤细胞与上述 Q0403 鳞状细胞癌细胞的区别点。

Q0406. 平滑肌肉瘤

观察要点:瘤细胞弥散分布;高分化者瘤细胞似平滑肌细胞,梭形胞质红染丰富,胞核呈圆形或棒状或腊肠状，两端钝圆；低分化者瘤细胞异型性明显，核分裂易见，偶见瘤巨细胞。

Q0407.淋巴结转移癌

观察要点：请自行观察寻找转移的癌组织（图 4-1-51）。

思考点：此转移癌属于何种癌，判断依据是什么？

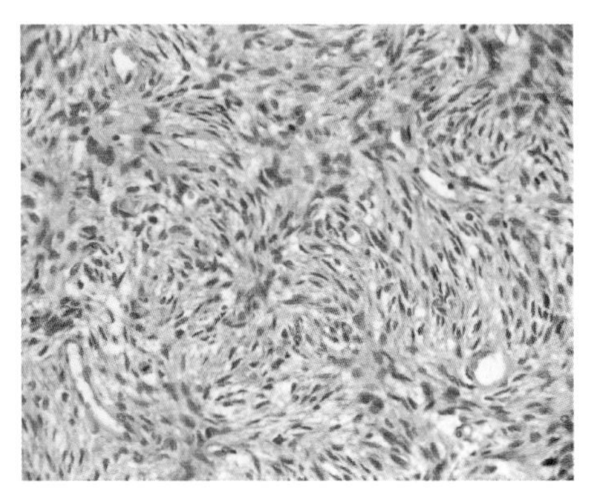

**图 4-1-50　纤维肉瘤**

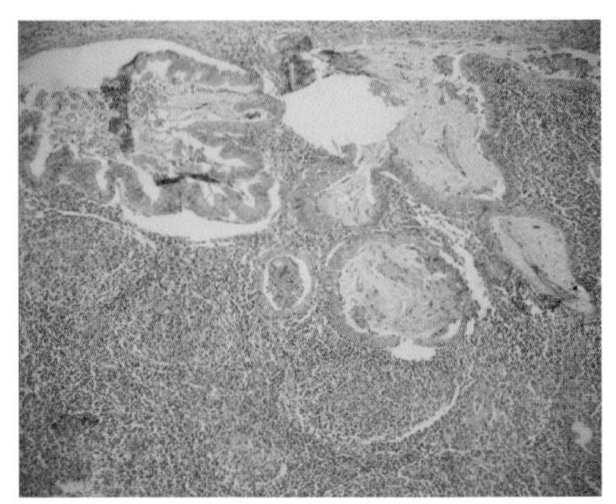

**图 4-1-51　淋巴结转移癌**

## 四、思考题

1. 如何从大体上观察和描述肿瘤？
2. 如何鉴别肿瘤的良、恶性？
3. 如何通过询问病史和检查体表或有腔器官，初步确定肿瘤的良、恶性？
4. 良、恶性肿瘤各对机体有哪些危害？
5. 试比较转移瘤与原发瘤有何异同。
6. 癌与肉瘤在肉眼形态上和镜下有何区别？
7. 何为癌前病变、原位癌和浸润癌，你学过哪些癌前病变？
8. 某女，38 岁，患绒癌并转移到肺，请用所学病理学知识对转移瘤进行命名。

# 任务五　肿瘤(二)

## 一、目的要求

进一步掌握常见肿瘤的形态特征，并进行临床病理联系。

## 二、实验内容

肿瘤实验内容(二)见表 4-1-5。

表 4-1-5 肿瘤实验内容(二)

| 大体标本 | 组织切片 |
|---|---|
| D0501. 肺癌(周围型、中央型) | Q0501. 食管癌 |
| D0502. 食管癌(髓质型、溃疡型、缩窄型) | Q0502. 胃腺癌 |
| D0503. 胃癌 | Q0503. 肝癌 |
| D0504. 肝癌 | |
| D0505. 肝转移性癌 | |
| D0506. 结肠癌 | |
| D0507. 肾癌 | |
| D0508. 膀胱癌 | |
| D0509. 乳腺癌 | |
| D0510. 子宫绒癌 | |
| D0511. 子宫葡萄胎 | |
| D0512. 子宫恶性葡萄胎 | |
| D0513. 子宫体癌 | |
| D0514. 卵巢畸胎瘤 | |
| D0515. 阴茎癌 | |
| D0516. 肠腺瘤 | |
| D0517. 子宫间质细胞肉瘤 | |

### (一) 大体标本

D0501. 肺癌(周围型、中央型)

观察要点:

(1) 中央型:癌肿位于肺门,灰白色,形状不规则,主支气管埋没其中。

(2) 周围型:癌肿发生于段以下的支气管,近肺外侧缘可见一个 5 cm×5 cm 大小的结节状无包膜的灰白色肿块,与周围组织边界不清(图 4-1-52)。

D0502. 食管癌(髓质型、溃疡型、缩窄型)

观察要点:

(1) 髓质型:食管组织已切开见病变处食管壁明显增厚,管腔狭窄,切面癌组织呈灰白色(图 4-1-53)。

(2) 溃疡型:食管中段,黏膜上可见一个大小为 4 cm×4 cm 的溃疡,边缘不整齐,底部凹凸不平。

(3) 缩窄型:食管全周形成环形狭窄,狭窄上端管腔扩张,质地坚硬。

D0503. 胃癌

观察要点:胃壁组织已被切开,可见肿块突起于胃黏膜表面,呈菜花状,近中央处也可见溃疡,底部凹凸不平,有渗出坏死物,边缘不整齐,隆起呈围堤状。

D0504. 肝癌

观察要点:肝脏肿大,切面见肝组织被巨块癌组织所占据,约 6 cm×4 cm 大小,癌组织呈灰黄色,界限不清楚,四周可见较小的癌结节及肝硬化迹象(图 4-1-54)。

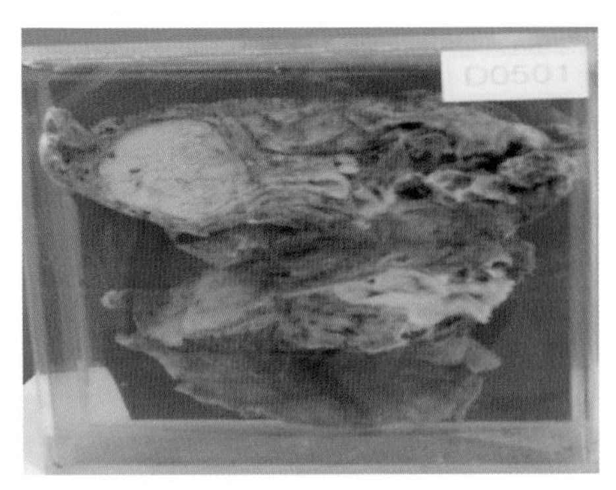


图 4-1-52　肺癌(周围型)

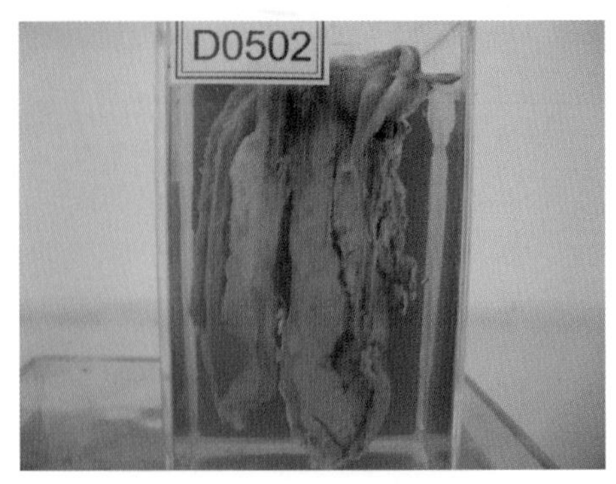


图 4-1-53　髓质型食管癌

D0505. 肝转移性癌

观察要点:肝体积明显增大,切面可见多个大小不一的小结节,呈灰白色,与周围组织分界较清(图 4-1-55)。

思考点:原发性肝癌与肝转移性癌在大体形态上有何不同?

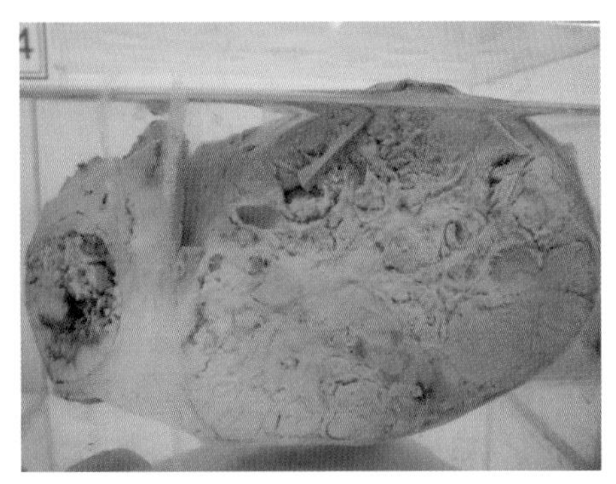

图 4-1-54　肝癌

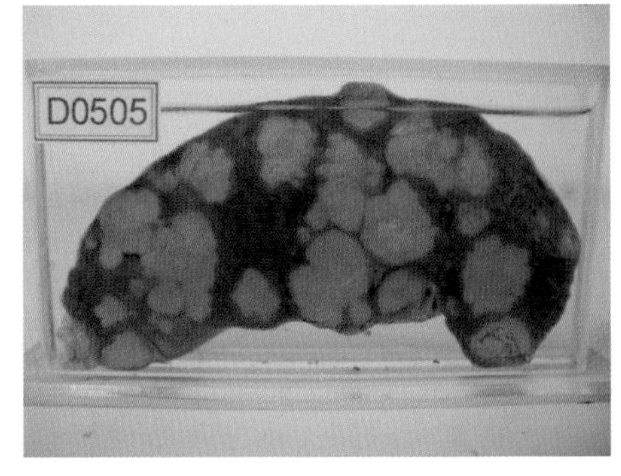


图 4-1-55　肝转移性癌

D0506. 结肠癌

观察要点:肿瘤呈多发息肉状向肠腔明显突起,该瘤组织上段肠皱襞消失,下段肠黏膜皱襞正常,瘤体中央可见出血坏死灶(图 4-1-56)。

思考点:瘤组织上段肠皱襞为何消失?

D0507. 肾癌

观察要点:肾脏体积明显增大,肾上极可见一个大小为 15 cm×12 cm 的结节状肿块,结节边缘尚清楚,有假包膜形成,呈灰白、黑褐、灰红色等多彩外观(图 4-1-57)。

D0508. 膀胱癌

观察要点:于膀胱侧壁可见一个 5 cm×8 cm 大小的肿块向膀胱腔突起,呈乳头状外观,与周围组织分界不清(图 4-1-58)。

D0509. 乳腺癌

观察要点:乳头周围皮肤呈橘皮样,乳头明显凹陷,乳房切面见癌组织呈灰白色,粗糙,侵入周围脂肪组织内(图 4-1-59)。

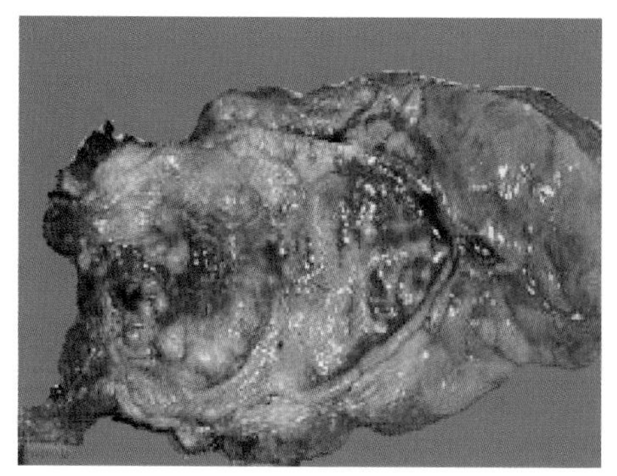

图 4-1-56 结肠癌

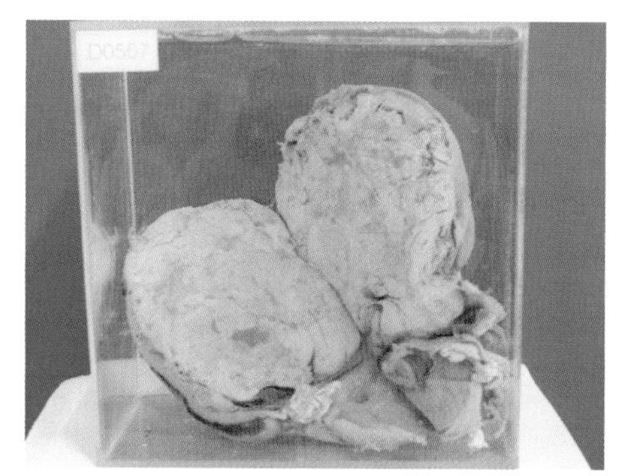


图 4-1-57 肾癌

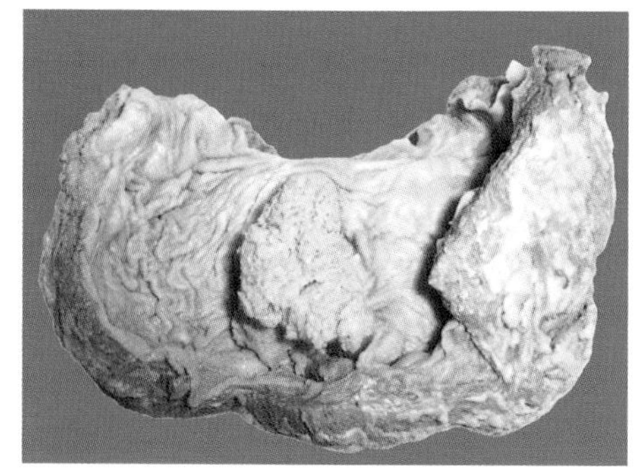

图 4-1-58 膀胱癌

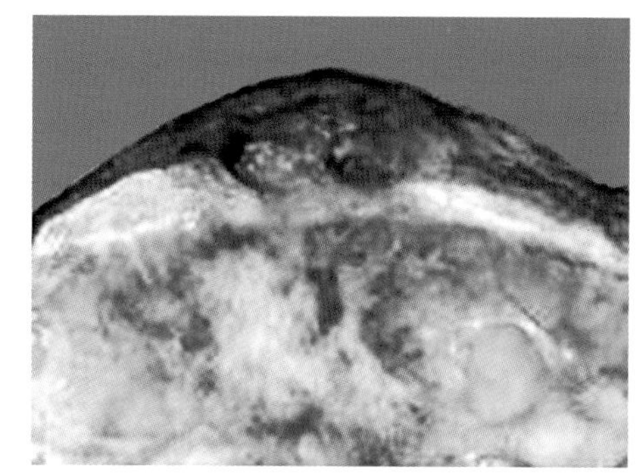

图 4-1-59 乳腺癌

D0510. 子宫绒癌

观察要点:在子宫底部可见一个 10 cm×8 cm 大小的结节向子宫腔突起,中央可见出血灶,出血灶由于经过福尔马林固定而呈暗黑色(图 4-1-60)。

D0511. 子宫葡萄胎

观察要点:子宫腔内可见大量成串的大小不等的水泡,其间有细蒂相连,状似葡萄(图 4-1-61)。

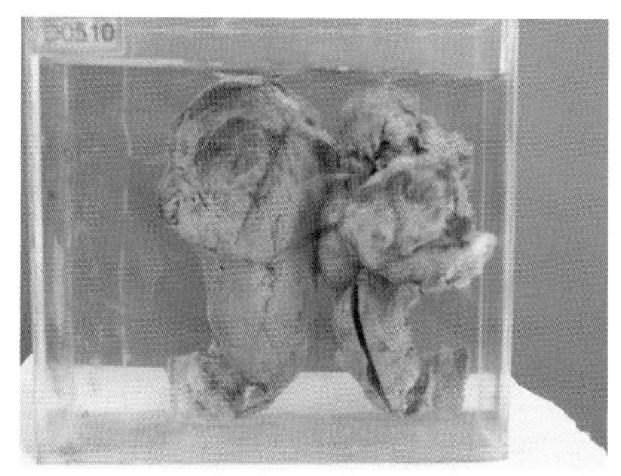


图 4-1-60 子宫绒癌

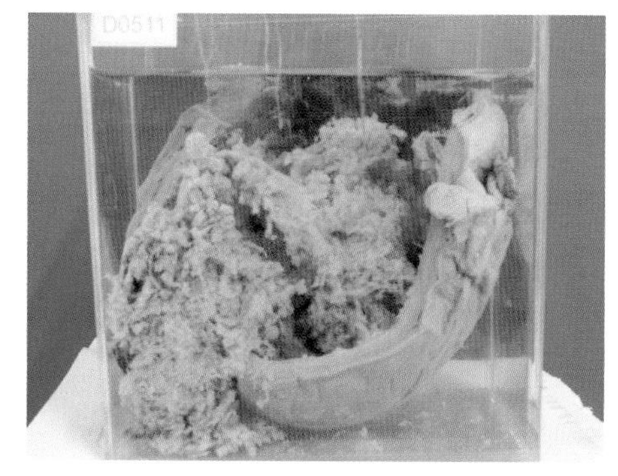


图 4-1-61 子宫葡萄胎

D0512. 子宫恶性葡萄胎

观察要点:子宫腔内可见几个囊状肿瘤,肿瘤切面可见囊泡已破裂,有的呈实变。

D0513. 子宫体癌

观察要点：子宫增大，剖面见子宫内膜弥漫性增厚，为不规则乳头状的肿块，灰白色，部分呈黑褐色(出血)，肌层常有浸润(图 4-1-62)。

D0514. 卵巢畸胎瘤

观察要点：肿瘤切面呈囊状，囊内有皮脂及毛发(有的标本甚至可见牙齿、骨组织等)。(图 4-1-63)

思考点：畸胎瘤的组织来源是什么？

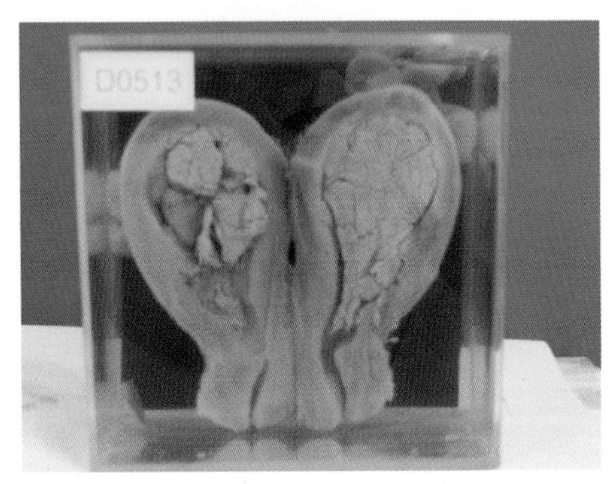


**图 4-1-62　子宫体癌**

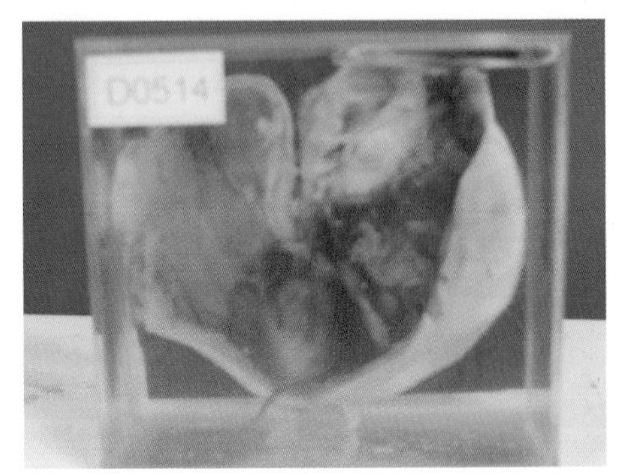


**图 4-1-63　卵巢畸胎瘤**

D0515. 阴茎癌

观察要点：肿块位于阴茎(冠状沟)，呈菜花状突起，浸润、破坏正常的阴茎组织，表面有坏死、溃烂。

（二）组织切片

Q0501. 食管癌

观察要点：

(1) 低倍镜：见大小不等的癌细胞团，呈片状或条索状排列，此为癌巢，位于结缔组织间质中。

(2) 高倍镜：癌巢由分化较好的鳞状上皮癌细胞构成，癌巢中央有粉红色呈同心圆排列的角化珠，即癌珠，有的在癌细胞间可见细胞间桥。间质中见浆细胞和淋巴细胞浸润。

思考点：与上述 Q0403 鳞状细胞癌(食管)镜下的区别是什么？如何判断它是癌而不是肉瘤？说它来源于鳞状上皮的根据是什么？

Q0502. 胃腺癌

观察要点：

(1) 低倍镜：切片中小部分为正常胃黏膜腺体，大部分为癌组织；细胞排列成腺腔状，但腺体染色深，大小形态不规则，排列紊乱且可见癌组织已浸润到黏膜下层和肌层。

(2) 高倍镜：腺体排列紊乱，癌细胞形态不一，排列成多层，异型性明显；核大，深染，核、质比例失调；核分裂多，可见病理性核分裂象。

思考点：本例中诊断为腺上皮来源的特征根据是什么？如何与腺瘤区别？

Q0503. 肝癌

观察要点：

(1) 低倍镜：癌细胞排列成条索状或腺管状，癌细胞染色深。

（2）高倍镜：分化好的癌细胞与正常的肝细胞相似，呈多边形，胞质丰富，嗜碱性，颗粒状，核大而浓染；分化差的癌细胞异型性明显，病理性核分裂象多见，常见巨核及多核的瘤巨细胞。

## 三、思考题

根据食管的组织结构，试分析可能发生哪些肿瘤。（要求只写肿瘤名称。提示：肿瘤的命名原则及分类）

## 四、病例讨论

胡××，女，62岁。剑突下疼痛3年余，疼痛无规律，近3个月疼痛加剧，经常呕吐并解黑色柏油样大便，患者纳差、全身乏力，体重明显减轻。

体格检查：慢性病容、面色苍白，消瘦，左锁骨上及双腋下淋巴结肿大，质硬。肝肋下2.5 cm，腹部稍膨隆，腹水征阳性。

实验室检查：

胃镜发现胃窦部有一个4 cm×3.5 cm大小的溃疡型肿块。B超示肝内有多灶性结节，大网膜及肠系膜上有多个大小不等结节，双卵巢肿大。

腹水检查为血性，涂片中查见癌细胞。

血常规：RBC $2.5\times10^{12}$/L，Hb 65 g/L，WBC $12.6\times10^{9}$/L（正常参考值：RBC$(3.5\sim5.0)\times10^{12}$/L，WBC$(4\sim10)\times10^{9}$/L，Hb 110～150 g/L）。

讨论：

1. 请做出病理诊断。
2. 推测并分析胃、肝、淋巴结、大网膜、肠系膜及卵巢之间的病变关系。

# 任务六 传 染 病

## 一、目的要求

（1）掌握结核病的基本病变，结核结节的形态特点。

（2）掌握原发性、继发性肺结核的形态特点及各型之间的联系。

（3）熟悉伤寒、细菌性痢疾（简称菌痢）的病理变化及临床病理联系。

（4）熟悉流行性脑脊髓膜炎和流行性乙型脑炎的病理变化及临床病理联系。

## 二、实验内容

传染病实验内容见表4-1-6。

**表4-1-6 传染病实验内容**

| 大体标本 | 组织切片 |
|---|---|
| D1001. 肺结核初染病灶 | Q1001. 肾结核（示结核结节） |
| D1002. 粟粒性肺结核 | Q1002. 细菌性痢疾 |

续表

| 大体标本 | 组织切片 |
| --- | --- |
| D1003. 干酪性肺炎 | Q1003. 伤寒 |
| D1004. 浸润型肺结核 | Q1004. 化脓性脑膜炎 |
| D1005. 结核球 | |
| D1006. 肾结核 | |
| D1007. 肠伤寒 | |

### （一）大体标本

D1001. 肺结核初染病灶

观察要点：肺上叶下部近胸膜处可见一个结核病灶，大小约 1 cm×2 cm，为圆形、灰黄色干酪样坏死灶，周围边界欠清（图 4-1-64）。

思考点：原发性肺结核的病变特点。

D1002. 粟粒性肺结核

观察要点：肺组织一块，肺表面和切面可见大量散在、均匀分布、大小一致、边界清楚、灰白带黄、圆形的、粟粒大小的结节状病灶，微突出脏器的表面（图 4-1-65）。

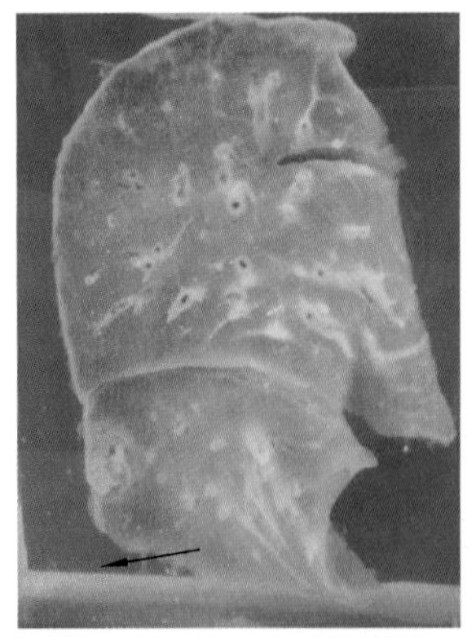

**图 4-1-64　肺结核初染病灶**

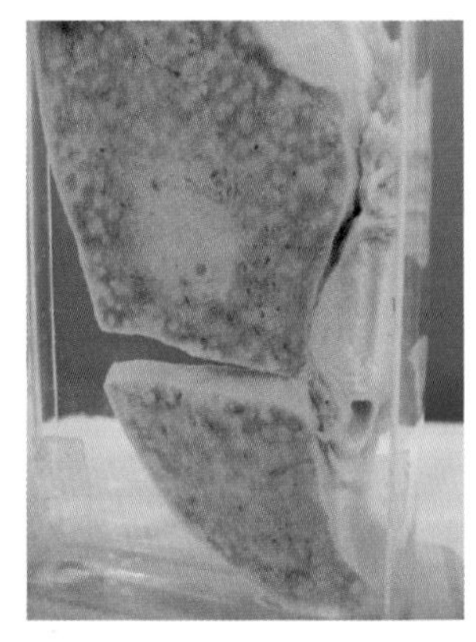

**图 4-1-65　粟粒性肺结核**

D1003. 干酪性肺炎

观察要点：肺体积增大，肺切面散在分布大小不一、灰黄色的、不规则形干酪样坏死灶，坏死组织质地松脆，部分脱落，留下空洞（图 4-1-66）。

D1004. 浸润型肺结核

观察要点：肺体积增大，肺切面散在几个灰白色病灶，大小约 1 cm×1 cm，中央为干酪样坏死（图 4-1-67）。

D1005. 结核球

观察要点：肺切面见肺膜下圆形的灰黄色干酪样坏死病灶，周围纤维组织包绕，大小约 5 cm×4 cm，质地松脆，边界清楚（图 4-1-68）。

D1006. 肾结核

观察要点：肾切面可看到多个结核病灶，灰黄色，质地较脆，呈豆腐渣状；部分结核病灶

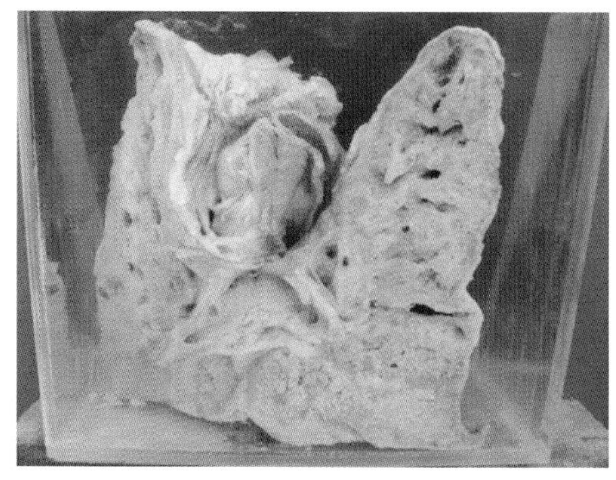

图 4-1-66 干酪性肺炎

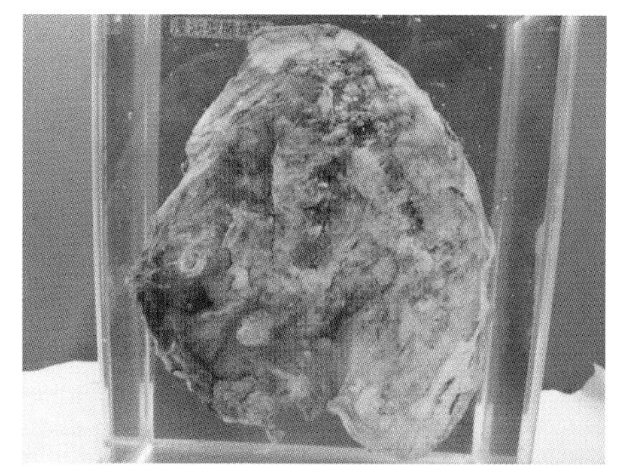

图 4-1-67 浸润型肺结核

的坏死组织脱落，形成空腔；肾体积变小，质地硬（图 4-1-69）。

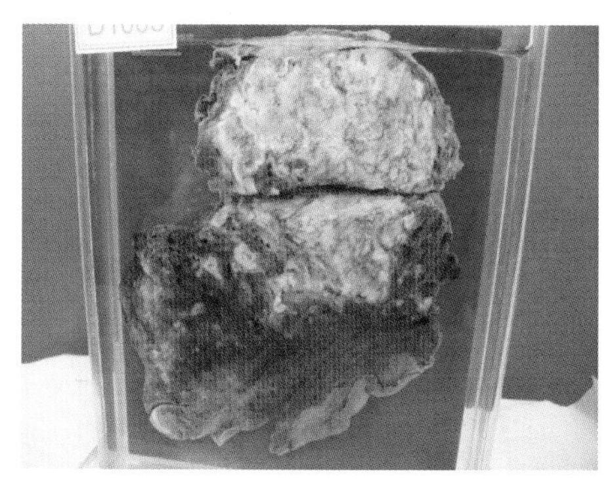

图 4-1-68 结核球

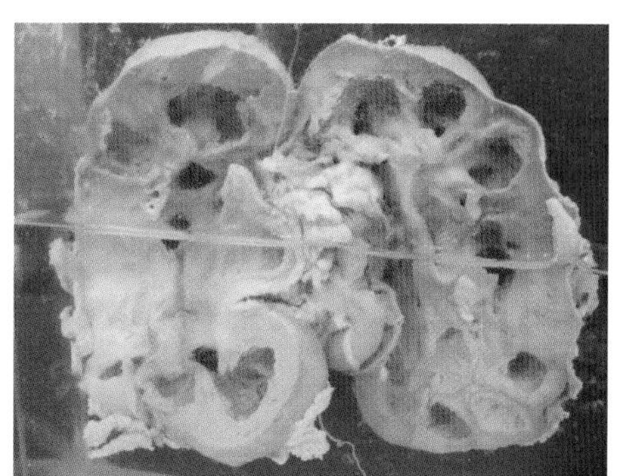

图 4-1-69 肾结核

D1007. 肠伤寒

观察要点：回肠组织一段，回肠下段圆形或椭圆形的集合淋巴小结明显肿胀，呈高低不平的脑回状隆起于黏膜面，孤立淋巴小结呈圆形隆起（图 4-1-70）。

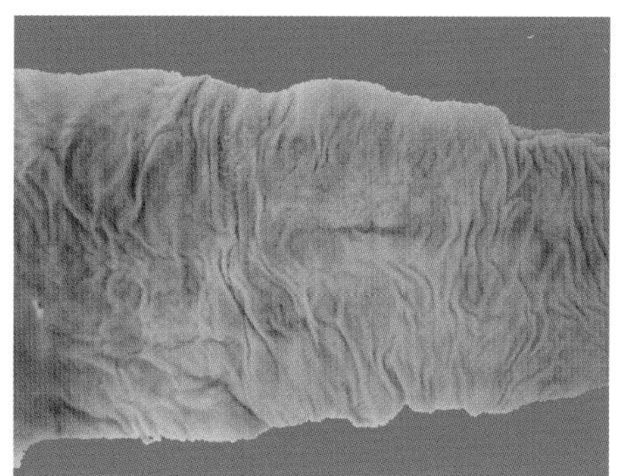

图 4-1-70 肠伤寒

（二）组织切片

Q1001. 肾结核（示结核结节）

观察要点：

（1）低倍镜：肾组织中有散在结节性病灶，即结核结节，较大者为多个结核结节相互融合而成。部分区域见片状或灶性红染颗粒状无结构物质，此为干酪样坏死灶。

（2）高倍镜：①典型的结核结节中央有干酪样坏死，周围有许多呈放射状排列的上皮样细胞及一个或多个郎汉斯巨细胞，外层为增生的成纤维细胞及淋巴细胞围绕。②郎汉斯巨细胞体积大，形态不规则，胞质丰富、淡染，胞核数目多，排列在细胞的周边呈花环状、马蹄形（半圆形）或密集在胞体的一端，少数细胞的胞核排列不规则。③上皮样细胞特点是呈多角形或梭形、胞质丰富、淡红色，细胞边界不清，核圆形或卵圆形，染色质少。

Q1002. 细菌性痢疾

观察要点：整个肠壁黏膜均有假膜覆盖，黏膜上皮及腺体消失，假膜由红染、无结构的坏死物及大量纤维蛋白构成，其他各层均有充血、水肿、炎症细胞浸润。

Q1003. 伤寒

观察要点：肠系膜淋巴结（重点观察）。

高倍镜：淋巴结结构不清，有大量弥漫性或成堆增生的单核巨噬细胞，这种细胞胞质丰富，淡染，核圆形或肾形，胞质中常有吞噬的伤寒杆菌、淋巴细胞、红细胞和坏死细胞碎屑（淡蓝色），称为伤寒细胞；成堆的伤寒细胞聚集形成伤寒小结（伤寒肉芽肿）。

Q1004. 化脓性脑膜炎

观察要点：

低倍镜：软脑膜血管高度扩张充血，蛛网膜下腔内有大量中性粒细胞和单核细胞及少量淋巴细胞和巨噬细胞，周围的脑组织可有充血出血。

## 三、思考题

1. 试述结核病的基本病变及其转归。
2. 原发性肺结核与继发性肺结核有何区别？
3. 细菌性痢疾临床表现的病理基础是什么？
4. 伤寒的基本病变是什么？可有哪些并发症？
5. 流脑和乙脑有何区别？
6. 根据所学过的知识，考虑局部淋巴结肿大可能由哪些疾病引起？形态上有何不同？

## 四、病例讨论

患儿，陈×，男，2 岁，因高热、咳嗽、气促 2 天入院，既往有支气管淋巴结结核史。

体格检查：T 40 ℃，R 36 次/分，P 130 次/分。急性重病容，面色苍白，口唇发绀，有鼻翼扇动。颈部淋巴结如蚕豆大，可活动。双肺可闻及散在的细湿啰音，心率 130 次/分，律齐，无杂音，肝右肋下 4 cm，质软，有压痛。脾左肋下可扪及。克氏征（+），布氏征（+）。

血常规检查：WBC $23\times10^{9}$/L，N 80%，L 16%，M 4%，ESR 40 mm/h。

X 线胸片检查：两肺弥漫分布大小一致的粟粒状阴影。

脑脊液检查：细胞数增多，以淋巴细胞为主，糖和氯化物减少。

该患儿经抢救无效死亡。

讨论：

1. 该患儿的诊断是什么，请写出诊断依据。
2. 如进行尸解，请推测患儿双肺、肝、脾、脑等脏器有何病理改变。

# 项目二
# 病理生理学实验

## 任务一　水肿及空气栓塞

### 一、实验目的

了解血管壁通透性升高在水肿发生中的作用及空气栓塞的影响。

### 二、实验动物

白色家兔。

### 三、实验器材及药品

家兔固定台，兔头固定器，双凹夹，烧杯，100 ℃温度表，剪毛剪刀，手术剪，5 mL、1 mL 注射器，秒表，生理盐水，0.1%组织胺，1%锥蓝溶液等。

### 四、实验步骤

（一）水肿实验

（1）取家兔一只，称重后仰卧固定在兔台上，剪去腹部毛。在腹部右侧皮内注射 0.1%组织胺 0.2 mL，左侧注射生理盐水 0.2 mL。

（2）将家兔右耳外 1/2 浸入 60 ℃温水中 3 min。

（3）从家兔左耳缘静脉注入 1%锥蓝溶液（2 mL/kg）。

（4）观察家兔腹部和兔耳的变化，按表 4-2-1 内容记录实验结果。

表 4-2-1　家兔腹部和兔耳变化记录表

| 部　　位 | 着色出现时间/min | 着色深度 | 肿胀及血管情况 |
|---|---|---|---|
| 右侧腹部 | | | |
| 左侧腹部 | | | |

续表

| 部　位 | 着色出现时间/min | 着色深度 | 肿胀及血管情况 |
| --- | --- | --- | --- |
| 右侧兔耳 | | | |
| 左侧兔耳 | | | |

### （二）空气栓塞实验

**1. 实验步骤**

(1) 观察家兔情况(呼吸、角膜反射、瞳孔大小、口唇颜色等)。

(2) 从兔的耳缘静脉注射空气 5～10 mL(随兔大小而定),注意观察家兔临死前的表现,直至家兔死亡。

(3) 沿前正中线剪开胸腔,使心、肺完全暴露。此刻心脏还在跳动,通过扩张的右心耳可看见空气泡。然后将心脏周围的大血管全部结扎、剪断,把离体心脏放在盛水玻璃器皿中,在水面下将右心房剪开,注意观察有什么现象发生。

**2. 结果观察**

将空气栓塞实验观察结果记录于表 4-2-2 中。

**表 4-2-2　空气栓塞实验结果观察记录表**

| | 呼吸 | 角膜反射 | 瞳孔 | 口唇颜色 |
| --- | --- | --- | --- | --- |
| 注气前 | | | | |
| 注气后 | | | | |

## 五、讨论

(1) 家兔腹部左、右侧的实验结果有何不同？为什么？

(2) 家兔左、右耳的变化有何不同？请解释其发生机制。

(3) 兔耳缘静脉注入空气为什么会引起家兔死亡？由此现象提示临床上静脉输液时应注意什么？

# 任务二　缺　　氧

## 一、目的要求

(1) 通过复制乏氧性、血液性、组织中毒性缺氧等几种动物模型,初步探讨缺氧的类型及其发生机制。

(2) 观察缺氧对实验动物呼吸和血液颜色的影响,加深理解缺氧时机体的功能代谢变化。

## 二、实验动物、药品与器材

小白鼠,钠石灰,135 mL 广口瓶,5%亚硝酸钠,1%美兰,橡皮塞,20 mL 皮试用注射器，5 号、7 号针头，砝码，天平，组织剪，方盘，一氧化碳（CO），0.1%氰化钾，生理盐水等。

## 三、实验步骤与观察

**1. 乏氧性缺氧**

（1）取钠石灰少许（约 5 g）及小白鼠一只，将小白鼠放入广口瓶内，观察记录动物的一般情况：呼吸频率（次/10 秒），呼吸深度，皮肤和口唇的颜色；然后塞紧瓶塞，记录时间，以后每 3 min 重复观察记录上述指标一次（如有其他变化则随时记录，直至动物死亡为止）。

（2）动物尸体留待后续实验做完后，再依次打开其腹腔，比较血液或肝脏颜色。

**2. 一氧化碳中毒性缺氧**

将一只小白鼠放入广口瓶内，观察记录动物的一般情况后，塞上带孔的橡皮塞，从胶管内缓慢注入 10～20 mL 的 CO，观察记录小白鼠各项指标的改变和生命持续时间。

**3. 亚硝酸钠中毒性缺氧**

（1）取体重相近的两只小白鼠，观察记录动物的一般情况后，向腹腔注入 5%亚硝酸钠 0.3 mL，其中一只注入亚硝酸钠后，立即再向腹腔内注入 1%美兰溶液 0.3 mL，另一只再注入生理盐水 0.3 mL。

（2）观察指标与方法同乏氧性缺氧实验，观察、记录、比较两只小白鼠各项指标的改变和生命持续时间。

**4. 氰化钾中毒性缺氧**

（1）取小白鼠一只，观察记录动物的一般情况后，向腹腔注射 0.1%氰化钾 0.2 mL。

（2）观察指标同乏氧性缺氧实验。

## 四、注意事项

（1）广口瓶一定要密闭，可用凡士林涂在瓶塞外面。

（2）氰化钾（钠）有剧毒，勿沾染皮肤、黏膜，特别是有破损处，实验后将物品洗涤干净。

（3）进行小白鼠腹腔注射时，应稍靠左下腹，勿损伤肝脏，但也应避免将药液注入肠腔或膀胱。

## 五、实验结果

将观察结果记录于表 4-2-3 中。

**表 4-2-3 缺氧实验结果**

| 观察指标 | 正常 | 乏氧性缺氧 | 一氧化碳中毒性缺氧 | 亚硝酸钠中毒性缺氧 | | 氰化钾中毒性缺氧 |
|---|---|---|---|---|---|---|
| | | | | 中毒组 | 解救组 | |
| 呼吸/（次/10 秒） | | | | | | |
| 唇、尾颜色 | | | | | | |
| 尸检结果 | | | | | | |

## 六、讨论

根据上述实验结果，叙述各型缺氧特点。

# 任务三　失血性休克

## 一、实验目的

通过复制狗的失血性休克模型，观察休克时血流动力学及微循环的变化，并初步探讨失血性休克的发生机制。

## 二、实验动物

狗（体重>8 kg），已成年。

## 三、器械与药品

（以一台实验为单位计）

电脑生理记录仪一台、狗急性手术器械两套、中心静脉压测定装置一套、股动脉放血装置（配贮血瓶）一套、静脉输液装置一套、输尿管插管装置两套、光学显微镜一台；1 mL、10 mL 注射器各一个、3%戊巴比妥钠溶液、生理盐水（恒温于 37 ℃）、肝素（300 U/mL）等。

## 四、方法步骤

（1）取成年狗一只，称重。以每千克 1 mL 3%戊巴比妥钠溶液为标准进行静脉注射。当狗全身麻醉后背位固定于实验台上。

（2）剪干净颈、腹部及左侧腹股沟等手术部位的被毛。作颈部正中切口（6～8 cm），分离气管、左颈总动脉和右颈外静脉，并穿线备用。切开气管，插入气管插管，行颈动脉插管；从右颈外静脉插入中心静脉压插管 12～15 cm 至上腔静脉入右心房口处（相当于第三肋间水平），将上述三种插管的另一端分别连接在电脑生理记录仪上，以便动态记录实验动物呼吸、血压及中心静脉压的变化。

（3）在左侧腹股沟部沿股动脉走向作长约 3 cm 的切口，分离左侧股动、静脉。然后，先做股静脉插管，并连接输液瓶，静脉注入适量肝素（按每千克体重 2 mL 肝素计）实行体内肝素化。同时缓慢输入（5～10 滴/分）生理盐水。接着，再行股动脉插管以备放血用。

（4）于耻骨联合上作下腹部正中切口约 5 cm，将膀胱拉出腹腔，在膀胱三角区分离双侧输尿管，并插好输尿管插管，将另一端连接电脑生理记录仪以备记录尿量。于左侧腹壁作长约 6 cm 的腹旁切口，打开腹腔轻轻拉出一片大网膜置于微循环观察装置上，用显微镜选择一个最佳视野观察大网膜微循环。

（5）放血前全面观察一次狗的一般情况，如口唇舌黏膜颜色、动脉血压、呼吸、中心静脉压、尿量，以及大网膜微循环血流速度与血管口径、数目等指标，并做好各项指标的记录和血压、呼吸的描记。

（6）股动脉快速大量放血到贮血瓶期间，密切观察血压、呼吸、尿量和微循环等指标的变化。当血压下降到 40 mmHg 时，则停止放血（注意记录失血量），并以数次少量放血方式维持这种低血压状态 30 min，此期间继续细致观察和详细记录各项指标的变化。

(7) 将贮血瓶内的血液倒入输液瓶中，从静脉快速输回动物体内，再次观察各项指标的恢复情况，并做好相应记录。

## 五、实验结果

将失血性休克实验中各指标变化情况记录于表 4-2-4 中。

表 4-2-4　实验中各指标变化情况

| 项目 | 口唇舌黏膜 | 心率/(次/分) | 血压/mmHg | 呼吸/(次/分) | 尿量/(滴/分) | 中心静脉压/$mmH_2O$ | 微循环状况 | | |
|---|---|---|---|---|---|---|---|---|---|
| | | | | | | | 血流速度 | 血管口径 | 血管数目 |
| 放血前 | | | | | | | | | |
| 放血后 | | | | | | | | | |
| 输血后 | | | | | | | | | |

失血性休克微循环变化视野图(图 4-2-1)如下。(备注：空白处是供学生实验后，画出观察视野图并标明动脉、静脉和毛细血管的地方)

图 4-2-1　失血性休克微循环变化视野图

## 六、讨论

1. 本次实验造成动物的失血性休克是在何期？为什么？试以此期微循环的变化来推测休克全过程的微循环变化。

2. 实验过程中血压和中心静脉压发生哪些变化？为什么会出现这些变化？

3. 为什么狗在低血压维持期间血压会逐渐上升？

4. 输血后微循环有哪些变化？为什么？

# 项目三 临床病例讨论

## 第一例

**病史摘要**

李××，女，36岁，农民。

主诉：右小腿红、肿、疼痛三天，发热两天。

现病史：三天前不慎右小腿跟腱上方被刺破，未加重视。三天后，局部明显红、肿、疼痛，下肢活动受限，并有发热。

既往史：患者15岁开始患风湿性心脏病，近年来经常反复发生心功能不全，平时常有时轻时重的双下肢水肿。

入院时体检：右小腿跟腱上方有大小为3 cm×0.5 cm的伤口，局部明显红、肿，并有脓性渗出物，压迫腓肠肌时，疼痛加剧；二尖瓣听诊区有Ⅲ级舒张期及Ⅱ级收缩期杂音，两肺部有湿啰音。

体温38.5 ℃，脉搏95次/分，白细胞总数15000/$mm^3$，中性粒细胞比例85%，淋巴细胞比例14%，嗜酸性粒细胞比例1%，尿蛋白(+)，大便常规检查正常。

临床印象：①右小腿(创伤后)化脓；②右小腿静脉炎；③慢性风湿性心瓣膜病伴心力衰竭。

住院经过：入院后行抗感染、抗心力衰竭等常规治疗，并要求患者卧床休息；入院后第二天，患者自述局部疼痛加剧；在入院后的第三天，患者于清晨起床洗脸后，自觉左胸疼痛。X线检查：发现两肺有散在、大小不一的浸润性阴影，提示支气管肺炎可能。两天后症状减轻。在入院的第五天下午，患者下床解大便时，突然呼吸困难、心跳加快、血压下降，虽经积极抢救，仍无效而死亡。

**病尸解剖所见摘要**

(1) 右小腿跟腱上方创伤伴蜂窝织炎、胫后静脉炎，胫后静脉及腘静脉血栓形成。

(2) 肺动脉主干骑跨性血栓栓塞，左肺下叶及右肺中、下叶有多个黄豆或花生米大小的出血性梗死灶形成，两肺淤血、水肿。

(3) 左心腔扩张，以左心房明显，二尖瓣狭窄及闭锁不全，右心肥大，肝、脾、肾等器官淤血。

**思考题：**

1. 患者为什么出现血栓？
2. 如何用病理变化解释患者自觉胸痛，X线检查两肺有散在性阴影？
3. 患者的死因是什么？

# 第二例

**病史摘要**

王××，男，45岁，山区农民。

主诉：20 h前突然发生剧烈腹痛、呕吐。

现病史：昨天中午饱餐一顿后，参加搬运大石块的重体力劳动，在一次俯身弯腰搬起石块后，迅速立起，再次俯身弯腰时，即感到剧烈腹痛，开始时为阵阵绞痛，之后发作加剧，间隙时间缩短。同时频繁呕吐，呕吐后腹痛不见减轻，痛时在地上打滚呼叫，冒汗。患者自述腰背部也有阵阵疼痛，3 h后送到当地乡镇中心医院急诊。

急诊记录如下：患者屈膝、弯腰，向左侧卧位，痛苦面容，不断呼痛（腹部和腰背部痛），神志清，唇干，频繁呕吐，吐出物呈棕黄色并有粪臭味，腹部膨胀，以左侧脐下最为明显。该处可扪及拳头大软性包块，有压痛而无明显反跳痛，肠鸣音稍亢进，未发现移动性浊音，未排便、未排气。体温37.5 ℃，脉搏80次/分，血压120/80 mmHg，腹式呼吸减弱。血常规检查无明显异常，临床印象为急性肠梗阻，给予补液等支持治疗，但病情未缓解，于清晨转县医院。

途中病情：据护送的乡镇医院医生所述，腹痛、呕吐仍不止，不吃不喝，且精神越来越差，呼痛声越来越低，面色渐渐苍白，眼睛闭紧；腹部更胀、发硬。途中除输完500 mL葡萄糖氯化钠溶液外，未进行其他治疗。

既往史：过去无剧烈腹痛、呕吐、吐血、疝气等病史。

入院检查：患者严重衰竭貌，仰卧，闭眼，脸色苍白，表情淡漠、反应迟钝，四肢皮肤冷而湿，唇、指发绀，体温39 ℃，血压50/30 mmHg，显示已处于休克状态，立即进行抗休克紧急措施，同时做化验检查，其结果：白细胞计数$1.2\times10^4/mm^3$，红细胞计数$6.5\times10^6/mm^3$，血红蛋白含量15 g%，二氧化碳结合力80容积%（正常为50～60容积%），血小板$5.2\times10^4/mm^3$（正常为$(15\pm5)\times10^4/mm^3$），凝血酶原时间18 s（正常为(12±1) s），凝血时间27 s（正常为(20±1.5) s）。但终因血压继续下降，心律不齐，脉搏微弱，直至心跳停止，抗休克治疗未能见效，而于16时10分死亡。

**病尸解剖所见摘要**

（1）一般情况：发育、营养中等，眼窝下陷，唇、指发绀，有紫黑色液体从口腔流出，眼结膜有出血点，腹部膨胀。

（2）胸腔：胸膜干燥，光泽差，两肺胸膜下多处点状出血，背侧淤血、水肿，心脏外膜下点状出血，左心室心内膜下点状出血。

（3）腹腔：暗红色血性积液约300 mL，混浊，含有少量纤维蛋白性凝固物，壁层腹膜有点状出血，明显可见约50 cm长的上段回肠肠袢，以肠系膜为轴，顺时针方向扭转，并在肠系膜根部绞窄；该段肠管为茄紫色，极度扩张，质软，表面有纤维蛋白性脓性渗出物覆盖。

所属肠系膜水肿、增厚，有点状、片状出血，扭转肠段的两端与相邻肠袢分界尚清楚，肠系膜淋巴结肿大如黄豆、蚕豆，剖开扭转肠段，可见肠腔内积满酱红色半凝固内容物，肠壁增厚、质脆，全层重度弥漫性水肿、出血、坏死。

病理诊断：①上段回肠绞窄性肠扭转，约 50 cm 长扭转肠管出血性梗死；②急性纤维蛋白性脓性腹膜炎及脓血性腹水约 300 mL；③急性淤血性脾肿大；④急性淤血性肝肿大及肝细胞变性坏死；⑤肾皮质贫血，髓质淤血，髓质肾单位肾病；⑥肾上腺、肾盂及膀胱黏膜点状出血；⑦肺淤血水肿；⑧肠壁、肠系膜、肺及肾血管内血栓形成。

**思考题：**

1. 腹腔内的 300 mL 的积液是渗出液还是漏出液，是如何发生的？
2. 如何解释肾脏的变化？
3. 患者的死因是什么？

## 第三例

病史摘要

王××，男，68 岁，退休工人。

主诉：头痛，呕吐，右下肢无力 17 天，昏迷 1 天入院。

现病史：元月十一日晚前额钝痛，自觉发寒、发抖，次日头痛，3 天后头痛加剧，伴有呕吐，右侧肢体活动较左侧减少，病中发热 3 天。元月二十八日出现昏迷，由县医院转来门诊，起病前后经常发生皮肤疖肿。

既往史：平时体弱多病，曾有糖尿病病史。

入院检查：体温 36.5 ℃，热型不规则；脉搏 98 次/分，脉搏细弱；呼吸 16 次/分；血压 102/65 mmHg。昏迷，颈项轻度抵抗，瞳孔左侧 3.5 mm、右侧 2.5 mm。右鼻唇沟浅，举起患者两上肢，突然撒手，右上肢比左上肢下落快，右上、下肢肌张力增高，右侧腱反射亢进，右侧巴宾斯基征阳性，肩部、臀部、颈部的体表皮肤均有绿豆大的灰褐色痂。上唇左侧胡须旁有一黄豆大小疖肿，表面红、肿，边缘皮肤表皮“抓破”，腋、肘窝、腹部皮肤，眼结膜、口唇黏膜区有散在性淤点。

化验检查：白细胞计数 5800/mm$^3$，分类：中性粒细胞比例 85%，单核细胞比例 3%，嗜酸性粒细胞比例 2%，淋巴细胞比例 10%。

尿液：糖含量测定 1～2 mg%，蛋白(＋)，白细胞(＋＋＋)，脱落上皮细胞(＋＋)。

血细菌培养有金黄色葡萄球菌生长。

临床印象：①脓毒血症；②脑脓肿；③脑膜脑炎。

查房决定抢救治疗，上午进行左侧颈内动脉造影，检查结果：正位片左大脑前动脉明显移向右侧，左大脑前动脉和左大脑中动脉位置间距扩大，结合侧位片诊断为左额叶占位性病变(定位诊断)，下午神经外科手术，开颅穿刺证实脑脓肿(定位诊断)，行脓肿摘除，继续脱水，抗生素注射治疗。一周后患者神志清楚，病情继续好转。

**思考题：**

1. 患者为何发生多发性疖肿？
2. 脑脓肿是怎样引起的？
3. 为什么患者有严重的脓毒血症，但体温不升高，且白细胞计数不增加？

## 第四例

**病史摘要**

丁××,男,退休职工,年龄 60 岁。

患高血压病 20 多年,常头昏,血压常在(200～250)/(100～110) mmHg 之间,经服药、休息后,病情略稳定,无明显发展。近几年来,患者觉得“心慌”,劳累后心跳快,走路时气急、胸闷,体力减退。曾有数次心前区巨痛发作史,每次发作数分钟,服硝酸甘油后,疼痛可缓解。其中有一次,服药后疼痛不能缓解,痛达 3 天左右。经入院治疗后,才能逐渐恢复。近一年来,每次劳累后出现呼吸困难,不能平卧;咳嗽,咳泡沫样痰或铁锈色痰;口唇,指、趾端发绀;少尿,双下肢水肿。最近几个月,感觉双下肢发凉、发麻,以左下肢为重,行走时,腿痛明显,影响行走,经休息后稍有好转,但上述现象逐渐加重。近几天,忽然右腿剧痛,经检查足背动脉搏动消失,趾端逐渐发黑,并向上蔓延至足背部,与健康皮肤有一明显分界线,患区感觉消失,甚至完全不能走动,最终患者因心力衰竭抢救无效而死亡。

**病尸解剖所见摘要**

(1) 心脏肥大,左心前壁呈片块状不规则形,有灰白色瘢痕灶,局部心壁膨隆。

(2) 主动脉及其分支、左冠状动脉前降支重度粥样硬化。

(3) 肺慢性淤血及水肿。

(4) 肝高度慢性淤血(槟榔肝)。

(5) 肾淤血及颗粒性萎缩。

(6) 全身性细、小动脉透明变性。

(7) 双侧股动脉及分支血栓形成(左侧血栓较小且部分机化)。

(8) 右足坏疽,左下肢肌肉萎缩。

**思考题:**

1. 患者死前主要患什么疾病?

2. 如何解释患者双下肢的表现?

3. 患者的死因是什么?

## 第五例

**病史摘要**

高××,男,44 岁,售货员,7 月 8 日入院。

主诉:黑便 5 个月及呕血 3 日。

现病史:患者 7 年前开始有上腹部不适,反复呕吐酸水及嗳气,在饭后更明显。两年前,感觉上腹部胀痛,当时诊断为“胃溃疡”。9 个月前,患者发现上腹部偏右侧有一肿块,饭后更易摸到。5 个月前,开始常排出黑便,上腹痛加剧,且持续存在,身体逐渐消瘦,住院前 3 日,曾呕血 4 次,感觉头昏、无力。

既往史:无咳嗽、咳血或黄疸史。

体格检查:重病容,神志清楚,言语无力,巩膜略黄,左锁骨上可扪及花生米大小的淋巴结一枚,质硬,尚可活动,不痛,心肺正常,腹部略胀,上腹部偏右有一肿块,约 5 cm×7 cm,

质硬，有压痛。

实验室检查：红细胞计数 $2.03\times10^6$ 万/$mm^3$，血红蛋白含量 8 g%，白细胞计数正常，血沉 113 mm/h。尿呈棕红色，尿胆原(＋)，胆红素(＋＋)，粪便柏油样，潜血试验阳性(＋＋＋)。血液化学分析：白蛋白 2.25 g%，球蛋白 2.4 g%，黄疸指数 25，血清胆红素 425 μmol/L。

入院后患者按病危处理，仍有数次柏油样便，血红蛋白逐渐减少，最少时只有 4 g，先后输血数次，血红蛋白恢复不明显，住院期间黄疸逐渐加深，肺底部出现啰音，并发生全身水肿。检查腹部仅见肝脏肿大，肋缘下 5.5 cm，剑突下 7.5 cm，住院后全身水肿逐渐明显。第 21 天下午，患者突然呕血两次，共 200～300 mL，病情恶化，脉搏微弱，但神志清楚，经积极抢救无效，呼吸渐弱，血压下降，最终死亡。

**病尸解剖所见摘要**

死者营养不良，体重 52 kg。巩膜高度黄染，左锁骨上有一个 1.5 cm×1.2 cm 的淋巴结，质硬而脆，切面灰白色，镜下为黏液性腺癌转移。

腹腔：有大约 2500 mL 血性积液，肝肿大，肋下 7.5 cm，剑突下 9.5 cm，腹膜光滑。

1. 胃　胃小弯与小网膜粘连成硬块，小弯侧及幽门部有数个肿大的淋巴结，质硬而脆，切面灰白色，胃小弯距幽门 3 cm 处，有一椭圆形溃疡，约 3.5 cm×4.2 cm，深达肌层以下，其幽门端平坦，另一端边缘黏膜显著隆起，表面粗糙，色灰白，比邻近胃黏膜颜色浅淡得多。溃疡底稍硬，正中部有一血块附着，清除血块后，见到一个比铅笔芯略粗的血管残端；胃切面见到溃疡已穿透胃壁全层，而以周围粘连的纤维脂肪组织为基底。溃疡边缘隆起，表面的一侧黏膜已被灰白色癌组织所代替。镜下观察，见到溃疡底部为炎症肉芽及纤维瘢痕组织，癌组织由黏液性腺癌细胞所组成，并浸润至附近的黏膜下层和肌层。上述胃小弯及幽门部肿大淋巴结均有癌转移。

2. 肠道　肠腔内均有黑泥样内容物，尤以大肠为多。

3. 肝　重 3105 g，切面可见左右两叶有数量较多的大小不等的肿瘤结节，在左右叶交界处有一巨大瘤结，直径 8.5 cm。肝脏高度淤血，淤胆。镜下观察，肝组织明显淤血，并有胆色素沉着。肿瘤内癌细胞形态与胃壁层所见癌细胞相似，癌组织边缘部的肝细胞有压迫性萎缩。门静脉区静脉扩张、淤血，多处静脉及动脉内有癌细胞栓子。

**思考题：**

1. 患者生前患有什么疾病，这些疾病的诊断依据是什么？

2. 简述上述病例胃的主要病理变化及其发展经过。

# 模块五

# 生 物 分 子

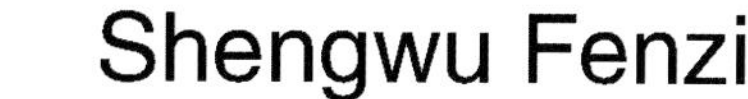

Shengwu Fenzi

# 项目一
# 蛋白质的两性电离和等电点的测定

## 一、实验目的

验证蛋白质的两性电离与等电点性质。

## 二、实验原理

蛋白质由氨基酸组成。蛋白质分子除两端游离的氨基和羧基可解离外，其侧链上的某些酸性基团或碱性基团，在一定的溶液 pH 值条件下，都可解离成带负电荷或带正电荷的基团。因此，蛋白质具有两性解离性质。当蛋白质溶液处于某一 pH 值时，蛋白质解离成阳离子和阴离子的趋势相等，即净电荷为零，成为兼性离子，此时溶液的 pH 值称为蛋白质的等电点(isoelectric point，pI)。蛋白质在等电点状态时溶解度最低，容易沉淀析出。蛋白质在大于其等电点的 pH 值溶液中带负电荷；在小于其等电点的 pH 值溶液中则带正电荷。蛋白质在等电点以外的 pH 值溶液中，因分子带有同种电荷而相互排斥，不易沉淀。本实验通过观察酪蛋白在不同 pH 值溶液中的溶解度来测定其等电点。

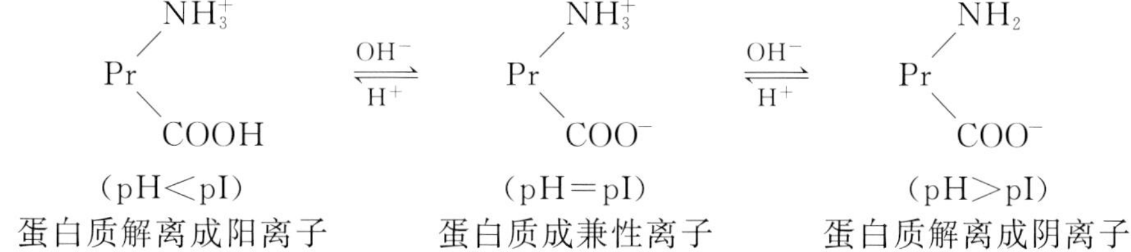


## 三、实验材料

### 1. 实验器材

试管、试管架、滴管、刻度吸管等。

### 2. 实验试剂

(1) 5 g/L 酪蛋白醋酸钠溶液：称取纯酪蛋白 0.5 g，加蒸馏水 40 mL 及 1.00 mol/L NaOH 溶液 10.0 mL，振荡使酪蛋白溶解，然后加入 1.00 mol/L 醋酸溶液 10 mL，混匀后倒入 100 mL 容量瓶中，用蒸馏水稀释至刻度，混匀。

(2) 0.1 g/L 溴甲酚绿指示剂:该指示剂变色范围为 pH 3.8～5.4。指示剂的酸色型为黄色,碱色型为蓝色。

(3) 0.2 mol/L HCl 溶液。

(4) 0.2 mol/L NaOH 溶液。

(5) 1.00 mol/L 醋酸溶液。

(6) 0.10 mol/L 醋酸溶液。

(7) 0.01 mol/L 醋酸溶液。

## 四、实验步骤

### 1. 蛋白质的两性电离

取试管 1 支,按以下步骤加入各种试剂,观察现象变化并记录(表 5-1-1)。

表 5-1-1 蛋白质的两性电离实验步骤及现象

| 步骤 | 现象 |
|---|---|
| (1)取 5 g/L 酪蛋白醋酸钠溶液 1 mL,加入 0.1 g/L 溴甲酚绿指示剂 6～7 滴,混匀后,观察并记录溶液的颜色 | |
| (2)用细滴管缓慢滴加 0.2 mol/L HCl 溶液,边滴边摇,直至产生明显的大量沉淀,观察并记录沉淀与溶液颜色的变化 | |
| (3)继续滴入 0.2 mol/L HCl 溶液,观察并记录沉淀与溶液颜色的变化 | |
| (4)再滴入 0.2 mol/L NaOH 溶液进行中和,边滴边摇,使之再度产生明显的大量沉淀,继续滴加 0.2 mol/L NaOH 溶液,沉淀又溶解,观察并记录溶液颜色变化 | |

### 2. 酪蛋白等电点的测定

取试管 5 支,编号后按表 5-1-2 的顺序准确地加入各种试剂并混匀。静置于室温下 20 min 后观察各管沉淀出现情况,并以－、＋、＋＋、＋＋＋、＋＋＋＋ 符号记录沉淀的多少。

表 5-1-2 酪蛋白等电点的测定步骤及现象

| 加入物/mL \ 试管号 | 1 | 2 | 3 | 4 | 5 |
|---|---|---|---|---|---|
| 蒸馏水 | 2.4 | — | 3.0 | 1.5 | 3.38 |
| 1.00 mol/L 醋酸溶液 | 1.6 | — | — | — | — |
| 0.10 mol/L 醋酸溶液 | — | 4.0 | 1.0 | — | — |
| 0.01 mol/L 醋酸溶液 | — | — | — | 2.5 | 0.62 |
| 5 g/L 酪蛋白醋酸钠溶液 | 1.0 | 1.0 | 1.0 | 1.0 | 1.0 |
| 溶液的最终 pH 值 | 3.5 | 4.1 | 4.7 | 5.3 | 5.9 |
| 静置于室温下 20 min | | | | | |
| 现象 | | | | | |

## 五、实验结果与分析

观察各支试管中的现象,并解释其原因。

# 项目二
# 酶的特异性

## 一、实验目的

验证酶催化的特异性。

## 二、实验原理

酶的催化作用具有高度的特异性，即对作用底物有选择性。淀粉酶催化淀粉水解，生成麦芽糖和少量葡萄糖。麦芽糖和葡萄糖均属还原性糖，可使班氏试剂中二价铜离子($Cu^{2+}$)还原成亚铜，生成砖红色的氧化亚铜($Cu_2O$)沉淀。但淀粉酶不能水解蔗糖，而蔗糖本身不具有还原性，因此不能与班氏试剂产生颜色反应。本实验通过在不同溶液中加入班氏试剂共热，是否产生砖红色氧化亚铜沉淀，来观察唾液淀粉酶对两种底物是否均产生催化作用，从而验证酶的特异性。

## 三、实验材料

### 1. 实验器材

试管、滴管、烧杯、试管架、电热恒温水浴箱、沸水浴箱等。

### 2. 实验试剂

(1) 1%淀粉溶液：取可溶性淀粉 1 g，加 5 mL 蒸馏水，调成糊状，再加 80 mL 蒸馏水，加热并不断搅拌，使其充分溶解，冷却后用蒸馏水稀释到 100 mL。

(2) 1%蔗糖溶液：称取蔗糖 1 g，加蒸馏水至 100 mL。

(3) 0.2 mol/L $Na_2HPO_4$溶液：称取 28.40 g $Na_2HPO_4$溶于 1000 mL 蒸馏水中。

(4) pH6.8 缓冲液：取 0.2 mol/L $Na_2HPO_4$溶液 772 mL，0.1 mol/L 柠檬酸溶液 228 mL，混合后即成。

(5) 班氏试剂：溶解结晶硫酸铜($CuSO_4 \cdot 5H_2O$)17.3 g 于 100 mL 热蒸馏水中，冷却后稀释至 150 mL，此为第一液。取柠檬酸钠 173 g 和无水碳酸钠 100 g 加水 600 mL，加热溶解，冷却后稀释至 850 mL，此为第二液。将第一液缓慢倒入第二液中，混匀后即成。

## 四、实验步骤

**1. 稀释唾液的制备**

用清水漱口数次之后，含蒸馏水约 30 mL，做咀嚼运动，数分钟后吐入烧杯中，用数层纱布过滤即成。

**2. 煮沸唾液的制备**

取上述稀释唾液一半，放入沸水中煮沸 5 min 即成。

**3. 酶的特异性**

取 3 支试管，标号，按表 5-2-1 操作。

**表 5-2-1 酶的特异性实验步骤及现象**

| 试管号 / 加入物/滴 | 1 | 2 | 3 |
|---|---|---|---|
| pH6.8 缓冲液 | 20 | 20 | 20 |
| 1%淀粉溶液 | 10 | 10 | — |
| 1%蔗糖溶液 | — | — | 10 |
| 稀释唾液 | 5 | — | 5 |
| 煮沸唾液 | — | 5 | — |
| 将各管混匀，置 37 ℃恒温水浴箱中保温 10 min 后取出 | | | |
| 班氏试剂 | 20 | 20 | 20 |
| 将各管混匀，置沸水浴箱中煮沸 3～5 min，观察结果 | | | |
| 现象 | | | |

## 五、实验结果与分析

观察 3 支试管不同的颜色变化，解释其原因。

# 项目三
# 影响酶促反应速度的因素

## 一、实验目的

观察温度、pH 值、激活剂、抑制剂对酶促反应速度的影响。

## 二、实验原理

唾液淀粉酶催化淀粉水解，生成一系列水解产物，即糊精、麦芽糖和葡萄糖等。淀粉及其水解产物遇碘会呈现不同的颜色。

在不同温度、不同 pH 值下，唾液淀粉酶活性不同，催化淀粉水解程度不一，生成的产物也就不同。此外，激活剂、抑制剂也能影响淀粉酶活性，影响淀粉的水解。因此可根据在不同反应条件下，溶液加碘呈现的不同颜色来判断淀粉的水解程度，从而验证温度、pH 值、激活剂、抑制剂对酶促反应速度的影响。

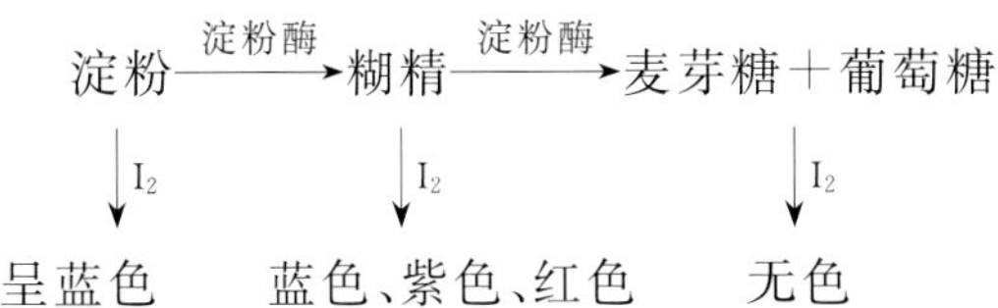


## 三、实验材料

**1. 实验器材**

试管、试管架、电热恒温水浴箱、沸水浴箱、冰水浴箱、多孔白瓷反应板、滴管等。

**2. 实验试剂**

(1) 1%淀粉溶液：取可溶性淀粉 1 g，加 5 mL 蒸馏水，调成糊状，再加 80 mL 蒸馏水，加热并不断搅拌，使其充分溶解，冷却后用蒸馏水稀释到 100 mL。

(2) 稀碘溶液：称取碘 2 g，碘化钾 4 g，溶于 1000 mL 蒸馏水中，置棕色试剂瓶中。

(3) 缓冲液。

pH3.0 缓冲液：取 0.2 mol/L $Na_2HPO_4$溶液 205 mL，0.1 mol/L 柠檬酸溶液 795 mL，混合后即成。

pH6.8 缓冲液：取 0.2 mol/L $Na_2HPO_4$溶液 772 mL，0.1 mol/L 柠檬酸溶液 228 mL，混合后即成。

pH8.0 缓冲液：取 0.2 mol/L $Na_2HPO_4$ 溶液 972 mL，0.1 mol/L 柠檬酸溶液 28 mL，混合后即成。

(4) 1%NaCl 溶液：称取氯化钠 1 g，加蒸馏水至 100 mL 即成。

(5) 1%$CuSO_4$ 溶液：称取结晶硫酸铜 1 g，加蒸馏水至 100 mL 即成。

(6) 1%$Na_2SO_4$ 溶液：称取硫酸钠 1 g，加蒸馏水至 100 mL 即成。

(7) 稀释唾液：用清水漱口数次之后，含蒸馏水约 30 mL，做咀嚼运动，数分钟后吐入烧杯中，用数层纱布过滤即成。

## 四、实验步骤

### 1. 温度对酶促反应速度的影响

取 3 支试管，编号，按表 5-3-1 操作。

**表 5-3-1　温度对酶促反应速度的影响的实验步骤及现象**

| 试管号<br>加入物/滴 | 1 | 2 | 3 |
|---|---|---|---|
| pH6.8 缓冲液 | 20 | 20 | 20 |
| 1%淀粉溶液 | 10 | 10 | 10 |
| | 置 37 ℃恒温水浴箱 5 min | 置沸水浴箱 5 min | 置冰水浴箱 5 min |
| 稀释唾液 | 5 | 5 | 5 |
| | 置 37 ℃恒温水浴箱 10 min | 置沸水浴箱 10 min | 置冰水浴箱 10 min |
| 碘液 | 1 | 1 | 1 |
| 现象 | | | |

### 2. pH 值对酶促反应速度的影响

取 3 支试管，编号，按表 5-3-2 操作。

**表 5-3-2　pH 值对酶促反应速度的影响的实验步骤及现象**

| 试管号<br>加入物/滴 | 1 | 2 | 3 |
|---|---|---|---|
| pH3.0 缓冲液 | 20 | — | — |
| pH6.8 缓冲液 | — | 20 | — |
| pH8.0 缓冲液 | — | — | 20 |
| 1%淀粉溶液 | 10 | 10 | 10 |
| 稀释唾液 | 5 | 5 | 5 |
| 摇匀，置 37 ℃恒温水浴箱保温，每隔 1 min 从 2 号管中吸取 1 滴反应液于白瓷反应板上，加稀碘溶液 1 滴检查反应进行情况，直至反应液不与稀碘溶液反应时，向各管各加入 1 滴稀碘溶液，摇匀，观察并记录颜色变化 | | | |
| 现象 | | | |

### 3. 激活剂与抑制剂对酶促反应速度的影响

取 4 支试管,编号,按表 5-3-3 操作。

表 5-3-3 激活剂与抑制剂对酶促反应速度的影响的实验步骤及结果

| 试管号<br>加入物/滴 | 1 | 2 | 3 | 4 |
|---|---|---|---|---|
| 1%淀粉溶液 | 10 | 10 | 10 | 10 |
| pH6.8 缓冲液 | 20 | 20 | 20 | 20 |
| 1% NaCl 溶液 | — | 10 | — | — |
| 1% $CuSO_4$ 溶液 | — | — | 10 | — |
| 1% $Na_2SO_4$ | — | — | — | 10 |
| 蒸馏水 | 10 | — | — | — |
| 稀释唾液 | 5 | 5 | 5 | 5 |
| 混匀,置 37 ℃恒温水浴箱中保温 10 min,取出,每管加入稀碘溶液各 1 滴,观察并记录颜色变化 | | | | |
| 现象 | | | | |

## 五、实验结果与分析

观察各试管颜色变化,说明温度、pH 值、激活剂、抑制剂对酶促反应的影响。

# 项目四
# 血糖的测定

## 一、实验目的

(1) 了解葡萄糖氧化酶法测定血糖的原理,能进行血糖测定的操作。

(2) 掌握血糖测定的临床意义。

## 二、实验原理

葡萄糖氧化酶 (glucose oxidase,GOD)能将葡萄糖氧化为葡萄糖酸和过氧化氢。后者在过氧化物酶 (peroxidase,POD)作用下,分解为水和氧的同时将无色的 4-氨基安替比林与酚氧化缩合生成红色的醌类化合物,即 Trinder 反应。其颜色的深浅在一定范围内与葡萄糖浓度成正比,在 505 nm 波长处测定吸光度,与标准管比较可计算出血糖的浓度。反应式如下:

$$\text{葡萄糖}+O_2+2H_2O\xrightarrow{GOD}\text{葡萄糖酸}+2H_2O_2$$

$$2H_2O_2+\text{4-氨基安替比林}+\text{酚}\xrightarrow{POD}\text{红色醌类化合物}$$

## 三、实验材料

**1. 实验器材**

试管或小试管、吸管、试管架、恒温水浴箱、分光光度计或半自动生化分析仪等。

**2. 实验试剂**

(1) 0.1 mol/L 磷酸盐缓冲液(pH7.0):称取无水磷酸氢二钠 8.67 g 及无水磷酸二氢钾 5.3 g 溶于 800 mL 蒸馏水中,用 1 mol/L 氢氧化钠(或 1 mol/L 盐酸)调节 pH 至 7.0,然后用蒸馏水稀释至 1L。

(2) 酶试剂:称取过氧化物酶 1200 U、葡萄糖氧化酶 1200 U、4-氨基安替比林 10 mg、叠氮钠 100 mg,溶于上述磷酸盐缓冲液 80 mL 中,用 1 mol/L 氢氧化钠调 pH 值至 7.0,加磷酸缓冲液至 100 mL。置冰箱保存,4 ℃可稳定 3 个月。

(3) 酚溶液:称取重蒸馏酚 100 mg 溶于 100 mL 蒸馏水中(酚在空气中易氧化成红色,可先配成 500 g/L 的溶液,贮存于棕色瓶中,用时稀释),用棕色瓶贮存。

(4) 酶酚混合试剂:取上述酶试剂与酚溶液等量混合,4 ℃可以存放 1 个月。

(5) 12 mmol/L 苯甲酸溶液：溶解苯甲酸 1.4 g 于蒸馏水约 800 mL 中，加温助溶，冷却后加蒸馏水至 1L。

(6) 葡萄糖标准贮存液(100 mmol/L)：称取已干燥的恒重的无水葡萄糖 1.802 g，溶于 12 mmol/L 苯甲酸溶液约 70 mL 中，并移入 100 mL 容量瓶内，再用 12 mmol/L 苯甲酸溶液加至 100 mL。

(7) 葡萄糖标准应用液(5 mmol/L)：吸取葡萄糖标准贮存液 5.0 mL 于 100 mL 容量瓶中，加 12 mmol/L 苯甲酸溶液至刻度。

## 四、实验步骤

### 1. 半自动生化分析仪法

按仪器说明书和商品试剂盒说明输入有关参数进行测定并打印结果。

### 2. 手工操作法

取 3 支试管，编号，按表 5-4-1 操作。

**表 5-4-1　手工操作法测定血糖**

| 加入物/mL | 空白管 | 标准管 | 测定管 |
|---|---|---|---|
| 血清 | — | — | 0.02 |
| 葡萄糖标准应用液 | — | 0.02 | — |
| 蒸馏水 | 0.02 | — | — |
| 酶酚混合试剂 | 3.0 | 3.0 | 3.0 |
| 混匀，置 37 ℃恒温水浴箱中保温 15 min，在波长 505 nm 处比色，以空白管调零，读取标准管及测定管吸光度 | | | |
| 吸光度(A) | 0 | | |

### 3. 计算

计算的公式如下。

$$\text{血清葡萄糖(mmol/L)}=\frac{\text{测定管吸光度}}{\text{标准管吸光度}}\times 5.6$$

正常参考范围：3.89～6.11 mmol/L。

## 五、结果与分析

计算出被测血清的葡萄糖浓度(即血糖浓度)，并分析手工操作法测量血糖浓度的原理及意义。

# 项目五
# 肝中酮体的生成作用

## 一、实验目的

证明酮体生成是肝特有的功能。

## 二、实验原理

本实验用丁酸作为底物，与新鲜肝匀浆一起保温，利用肝组织中合成酮体的全套酶系，催化丁酸合成酮体，根据酮体中的乙酰乙酸与丙酮可与含亚硝基铁氰化钠的显色粉作用，生成紫红色化合物的反应鉴定酮体的存在。而经同样处理的肌匀浆则没有酮体的生成。

## 三、实验材料

### 1. 实验器材

匀浆机或研钵、恒温水浴箱、离心机、剪刀、白瓷反应板、试管、滴管、试管架等。

### 2. 实验试剂

(1) 0.9%氯化钠溶液(生理盐水)。

(2) 洛克氏溶液：氯化钠 0.9 g、氯化钾 0.042 g、氯化钙 0.024 g、碳酸氢钠 0.02 g、葡萄糖 0.1 g，将上述各试剂混合溶于蒸馏水中，溶解后加蒸馏水稀释至 100 mL，置冰箱保存备用。

(3) 0.5 mol/L 丁酸溶液：取 44.0 g 丁酸溶于 0.1 mol/L 氢氧化钠溶液中，溶解后用 0.1 mol/L 氢氧化钠稀释至 1000 mL。

(4) pH7.6 磷酸缓冲液：准确称取 $Na_2HPO_4 \cdot 2H_2O$ 7.74 g 和 $NaH_2PO_4 \cdot H_2O$ 0.897 g，用蒸馏水稀释至 500 mL。

(5) 15%三氯醋酸溶液。

(6) 显色粉：亚硝基铁氰化钠 1 g、无水碳酸钠 30 g、硫酸铵 50 g，混合后研碎。

## 四、实验操作

### 1. 肝匀浆和肌匀浆的制备

取小鼠一只，断头处死，迅速剖腹，取出肝和肌组织，剪碎，分别放入匀浆机或研钵中，加入生理盐水(重量：体积=1：3)，研磨成匀浆。

**2. 具体操作**

取 4 支试管，编号后按表 5-5-1 操作。

**表 5-5-1 肝中酮体的生成实验的具体操作步骤**

| 试剂/滴 | 1 | 2 | 3 | 4 |
| --- | --- | --- | --- | --- |
| 洛克氏溶液 | 15 | 15 | 15 | 15 |
| 0.5 mol/L 丁酸溶液 | 30 | — | 30 | 30 |
| pH7.6 磷酸缓冲液 | 15 | 15 | 15 | 15 |
| 肝匀浆 | 20 | 20 | — | — |
| 肌匀浆 | — | — | 20 | — |
| 蒸馏水 | — | 30 | — | 20 |
| 混匀后，放置于 37 ℃恒温水浴箱保温 40 min，取出各管 | | | | |
| 15%三氯醋酸溶液 | 15 | 15 | 15 | — |
| | 混匀后高速离心 1 min | | | — |
| 分别于各试管中取清液滴于白瓷反应板中，每凹放入显色粉一小匙(约 0.1 g)，观察并记录每凹所产生的颜色反应 | | | | |
| 现象 | | | | |

## 五、结果及分析

观察各试管颜色变化，鉴定各试管中是否有酮体的存在。

# 项目六
# 血清胆固醇测定（胆固醇氧化酶法）

## 一、实验目的

(1) 了解胆固醇氧化酶法测定血清胆固醇的原理，能进行血清胆固醇测定的操作。

(2) 掌握血清胆固醇测定的临床意义。

## 二、实验原理

血清中总胆固醇(TC)包括胆固醇酯(ChE)和游离型胆固醇(FC)，酯型占 70%，游离型占 30%。胆固醇酯酶(CEH)先将胆固醇酯水解为胆固醇和游离脂肪酸(FFA)，胆固醇在胆固醇氧化酶(COD)的作用下氧化生成 $\Delta_4$-胆甾烯酮和过氧化氢。后者经过氧化物酶(POD)催化与 4-氨基安替比林(4-AAP)和酚反应，生成红色的醌亚胺，其颜色深浅与胆固醇的含量成正比，在 500 nm 波长处测定吸光度，与标准管比较可计算出血清胆固醇的含量。反应式如下：

$$\text{胆固醇酯} \xrightarrow{\text{CEH}} \text{胆固醇} + \text{脂肪酸}$$

$$\text{胆固醇} + O_2 \xrightarrow{\text{COD}} \Delta_4\text{-胆甾烯酮} + H_2O_2$$

$$2H_2O_2 + \text{4-氨基安替比林} + \text{酚} \xrightarrow{\text{POD}} \text{醌亚胺(红色)}$$

## 三、实验材料

### 1. 器材

试管或小试管、吸管、试管架、微量加液管、恒温水浴箱、分光光度计或半自动生化分析仪等。

### 2. 试剂

酶法测定胆固醇多采用市售试剂盒。

(1) 酶应用液　胆固醇酶试剂的组成如下。

| | |
|---|---|
| pH6.7 磷酸盐缓冲液 | 50 mmol/L |
| 胆固醇酯酶 | ≥200 U/L |

胆固醇氧化酶　　≥100 U/L
过氧化物酶　　≥3000 U/L
4-氨基安替比林　　0.3 mmol/L
苯酚　　5 mmol/L

此外还含有胆酸钠和 Triton X-100，胆酸钠是胆固醇酯酶的激活剂，表面活性剂 Triton X-100 能促进脂蛋白释放胆固醇和胆固醇酯，有利于胆固醇酯的水解。

(2) 5.17 mmol/L(200 mg/dL)胆固醇标准液　精确称取胆固醇 200 mg 溶于无水乙醇，移入 100 mL 容量瓶中，用无水乙醇稀释至刻度(也可用异丙醇等配制)。

## 四、实验操作

**1. 半自动生化分析仪法**

按仪器说明书和商品试剂盒说明输入有关参数进行测定并打印结果。

**2. 手工操作法**

取试管 3 支，编号，按表 5-6-1 操作。

**表 5-6-1　手工操作法测定血清胆固醇**

| 加入物/mL | 测定管 | 标准管 | 空白管 |
|---|---|---|---|
| 血清 | 0.01 | — | — |
| 胆固醇标准液 | — | 0.01 | — |
| 蒸馏水 | — | — | 0.01 |
| 工作液 | 3.00 | 3.00 | 3.00 |
| 混匀后，置于 37 ℃恒温水浴箱保温 6 min，在 500 nm 波长处比色，以空白管调零，读取各管吸光度 | | | |
| 吸光度(A) | | | 0 |

**3. 计算**

$$血清胆固醇(mmol/L)=\frac{测定管吸光度}{标准管吸光度}\times 5.17$$

正常参考范围：3.10～5.17 mmol/L。

## 五、结果及分析

计算出被测血清的胆固醇浓度，并分析手工操作法测定血清胆固醇的原理及意义。

# 模块六

# 细胞和组织

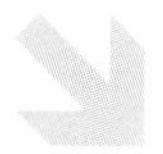

Xibao he Zuzhi

# 项目一

# 上皮组织、结缔组织切片观察

## 一、上皮组织切片观察

### （一）单层扁平上皮（侧面观）

（1）实验材料：脾的间皮。

（2）切片染色：HE 染色。

（3）实验目的：掌握单层扁平上皮侧面观的形态结构。

（4）实验内容：

观察点如下。

低倍镜：脾是一个实质性器官。可见切片的一侧有红色的被膜。被膜表面为一列染成紫蓝色的细胞核，这就是上皮，在其下方为结缔组织。把上皮移到显微镜视野正中，转高倍镜观察。

高倍镜：可见单层扁平上皮的细胞核为扁椭圆形，周围有少量胞质。因细胞扁平，胞质有时不甚明显，只能看到细胞核，细胞界限不太清楚。

### （二）单层立方上皮

（1）实验材料：甲状腺。

（2）切片染色：HE 染色。

（3）实验目的：掌握单层立方上皮侧面观的形态结构。

（4）实验内容：

观察点如下。

低倍镜：在镜下见有许多由上皮围成的大小不同的甲状腺滤泡，滤泡腔中含有染成红色的胶体。

高倍镜：镜下找呈单层立方上皮的甲状腺滤泡壁来观察（一般情况下滤泡壁的上皮为单层立方上皮，但也有的为矮柱状或扁平上皮）。细胞呈立方形，核圆形，位于细胞中央。上皮细胞的游离面位于滤泡腔，基底面附着于结缔组织，基膜不明显。

### （三）单层柱状上皮

（1）实验材料：空肠。

（2）切片染色：HE 染色。

（3）实验目的：掌握单层柱状上皮侧面观的形态结构，并观察纹状缘和杯状细胞。

（4）实验内容：

观察点如下。

低倍镜：空肠是一管道器官。在管腔面可见许多不规则的突起，即小肠绒毛，绒毛的表面覆以单层柱状上皮。绒毛断面不一，有纵切面，有与肠壁脱离的横切面。选择上皮细胞排列比较整齐的部位，换高倍镜观察。

高倍镜：上皮细胞呈柱状。核椭圆形，位于细胞的基部，核的长轴与细胞的长轴平行。细胞质染成粉红色。在细胞游离面有一层透亮而均质的结构，即纹状缘。在柱状细胞之间，可见散在的杯状细胞。杯状细胞上端膨大，下端狭窄，细胞质内积有大量黏液，因而着色淡，细胞核被推向基底，有的被挤成三角形或半圆形。在杯状细胞的纵切面上，可见其顶端无纹状缘，但若大部分为斜切，可看不到其顶端或基底，只见一个个椭圆形的空白泡。

### （四）假复层纤毛柱状上皮

（1）实验材料：气管。

（2）切片染色：HE 染色。

（3）实验目的：掌握假复层纤毛柱状上皮的特征。

（4）实验内容：

观察点如下。

低倍镜：在气管腔面找到上皮组织。选择切面比较规则的部位转高倍镜观察。

高倍镜：注意假复层纤毛柱状上皮有柱状细胞、基底细胞、梭形细胞等，三种细胞的核排列成几层，但所有细胞的基部均附着在一层发亮淡粉红色的基膜上，只有柱状细胞和杯状细胞可达上皮的游离面，所以是假复层。柱状细胞的游离面有排列紧密的纤毛。在柱状细胞之间，可见杯状细胞。

### （五）复层扁平（鳞状）上皮

（1）实验材料：食管。

（2）切片染色：HE 染色。

（3）实验目的：注意由基部到游离面上皮细胞的形态变化，掌握此类上皮形态特征。

（4）实验内容：

观察点如下。

肉眼观：可见食管的管腔面覆有染色较深的上皮层。

低倍镜：食管上皮由多层细胞组成，上皮基部与结缔组织交界处高低不平，呈波浪状。

高倍镜：复层扁平上皮基部的细胞为低柱状，细胞较小，细胞核为椭圆形，位于细胞基部，细胞界限不清楚。中间有数层多边形细胞，核呈圆形，细胞界限逐渐清楚，表层细胞扁平，核扁圆形。

**思考点：**

1. 试述上皮组织的特点及分类。
2. 试述各类上皮的结构特点和功能。
3. 上皮组织有哪些特殊结构？试述它们所处的位置、结构特点和功能。

4. 何谓腺上皮和腺体？腺体可分为哪两大类？
5. 什么是 HE 染色？

## 二、结缔组织切片观察

### （一）疏松结缔组织撕片

（1）实验材料：兔皮下结缔组织撕片。
（2）切片染色：活体注射加 Weigter 弹性纤维染色，伊红复染。
（3）实验目的：在撕片中分清胶原纤维、弹性纤维、成纤维细胞与巨噬细胞。
（4）实验内容：
观察点如下。
低倍镜：选择标本中最薄、最清晰处进行观察。
高倍镜：胶原纤维数量甚多，呈粗细不等的淡红色带状，相互交织排列。弹性纤维为紫蓝色细线状，混杂在胶原纤维之间。仔细观察可见弹性纤维呈波浪状，有分支，彼此交叉。纤维之间有如下两种细胞。

①成纤维细胞，见红色椭圆形的细胞核（有的切片上呈蓝色），大而色淡。细胞质有时隐约可见，大都模糊不清。

②巨噬细胞，多呈卵形，细胞核卵圆形，较小，染成深红色（或蓝色）。兔经活体注射染料后，染料被巨噬细胞吞噬，故巨噬细胞的细胞质中可见大小不等的蓝色染料颗粒。

在纤维与细胞之间的间隙中，充满着无定形的基质。

### （二）疏松结缔组织切片

（1）实验材料：食管横切面。
（2）切片染色：HE 染色。
（3）实验目的：掌握疏松结缔组织在切片中的形态结构。
（4）实验内容：
观察点如下。
低倍镜：找到食管壁的黏膜下层，即复层扁平上皮与红色肌层之间的染色浅、结构疏松的部位。此处浅红色的胶原纤维已被切断，排列疏松，方向不一。细胞散在于胶原纤维之间。

高倍镜：浅红色的各种不同切面的胶原纤维交织成疏松的网。将光圈缩小，可见一些发亮的细的弹性纤维。纤维之间紫蓝色椭圆形的核，多为成纤维细胞的核。

### （三）脂肪组织

（1）实验材料：脂肪。
（2）切片染色：HE 染色。
（3）实验目的：掌握脂肪组织的结构特征。
（4）实验内容：
观察点如下。
低倍镜：在致密结缔组织的深层，可见很多白泡状的细胞团，即脂肪组织。少量结缔组织将这些脂肪细胞分为若干小叶。

高倍镜:脂肪细胞体积大,呈圆形,细胞质内充满脂滴。在制片过程中细胞质内脂滴被酒精溶解,故呈空泡状;细胞核与少量细胞质被脂滴挤到细胞的一侧。

### (四) 透明软骨

(1) 实验材料:气管横切面。

(2) 切片染色:HE 染色。

(3) 实验目的:掌握透明软骨的微细结构。

(4) 实验内容:

观察点如下。

肉眼观:在气管壁内可见一块紫蓝色的软骨片。

低倍镜:从软骨周围向中间进行观察。

①软骨膜:包在软骨周围,为致密结缔组织。

②软骨细胞:位于软骨陷窝内。边缘的细胞小,较幼稚,呈扁椭圆形,渐向中央逐步变大成熟,呈圆形或椭圆形,并常见 2～4 个软骨细胞成群分布。

③软骨间质:呈均质状,其间的胶原原纤维较细,且与基质折光率相同,故在切片中不易显示。基质染色视含硫酸软骨素的多少而异,含量越多,嗜碱性越强;含量越少,染色越浅,甚至为嗜酸性。

高倍镜:仔细观察软骨细胞形态。一般软骨细胞充满于软骨陷窝内,不显现腔隙。但在制片过程中,软骨细胞收缩,使细胞与陷窝壁之间出现腔隙。有时细胞脱落则只剩下一个空腔。软骨深处的细胞周围,基质含硫酸软骨素较多,显示强嗜碱性的环,称软骨囊。软骨表面软骨膜与软骨无明显分界。

### (五) 骨磨片

(1) 实验材料:长骨骨干的横磨片或纵磨片。

(2) 切片染色:磨片后经复红酒精浸染。

(3) 实验目的:了解密质骨内骨板排列的方式和骨组织的结构特点。

(4) 实验内容:

观察点如下。

低倍镜:

①骨单位:由中央管和周围同心圆排列的骨单位骨板组成。

②间骨板:在骨单位之间,为不规则形的骨板,由骨单位被吸收后残留的骨板构成。

③内、外环骨板:内环骨板为数层与骨髓腔面平行排列的骨板;外环骨板位于骨干表面,为数层或数十层排列整齐的骨板。有的磨片中内、外环骨已缺损,故看不到。在中央管之间的横行管道即为穿通管。

高倍镜:详细观察骨单位,进一步了解骨板及骨陷窝的结构。在骨板内或骨板间可见扁而呈椭圆形的骨陷窝,此处为骨细胞体所在部位,骨细胞脱落,充填着染料,呈暗红色。从骨陷窝向四周发出许多微细的突起为骨小管,是骨细胞突起所在的位置。相邻骨小管彼此相通。

**思考点：**

1. 试述结缔组织的种类和结构特点。
2. 疏松结缔组织的结构特点和组成成分是什么？试述各组成成分的结构和功能。
3. 试述成纤维细胞形成胶原纤维的过程。
4. 试述软骨组织的结构特点，三种软骨的主要区别。
5. 试述骨组织的结构特点，长骨的结构特点。

# 项目二
# 肌组织、神经组织切片观察

## 一、肌组织切片观察

### （一）骨骼肌

（1）实验材料：骨骼肌。

（2）切片染色：HE 染色。

（3）实验目的：掌握骨骼肌纵、横切面的形态结构特点，注意纤维的形态、核的位置和明暗相间的横纹等。

（4）实验内容：

观察点如下。

肉眼观：玻片上有两块组织切片，长条的为骨骼肌的纵切面，另一块则为横切面。

低倍镜：肌纤维纵切面呈长带状，横切面则为不规则形或圆形，肌纤维间有少量结缔组织。

高倍镜：分别观察肌纤维纵、横切面的结构。

纵切面中肌纤维呈带状，肌膜较明显。紧贴在肌膜下方有许多卵圆形的细胞核，注意它们与周围的结缔组织内的细胞核区别。肌原纤维沿肌纤维长轴平行排列。每条肌原纤维都有明暗相间的带，且相互排列整齐，故整个肌纤维上显示出明暗相间的横纹。

### （二）心肌

（1）实验材料：心脏。

（2）切片染色：HE 染色。

（3）实验目的：掌握心肌的形态结构特点，并与骨骼肌做比较。

（4）实验内容：

观察点如下。

低倍镜：心脏的心肌纤维排列方向较复杂，故在切片中同时看到各种切面。

高倍镜：

①纵切面：心肌细胞呈短柱状，并有分支相连成网。细胞核呈卵圆形，位于细胞的中央，核周有较丰富的肌浆，心肌纤维有横纹，但不如骨骼肌明显。在心肌纤维不定距离上有染色较深的线条，即为闰盘，是心肌纤维之间的界限。

②横切面：呈圆形或不规则形，大小不一，有的有核，核位于细胞中央，有的未切到核。

思考点：

1. 试解释肌肉、肌肉组织、肌纤维、肌原纤维等名词。
2. 从分布、形态结构和功能来比较三种肌纤维。
3. 从骨骼肌的结构来说明肌纤维的收缩。

## 二、神经组织切片观察

### （一）神经元

（1）实验材料：脊髓横切面。

（2）切片染色：HE 染色。

（3）实验目的：掌握神经元的一般结构和特点。

（4）实验内容：

观察点如下。

肉眼观：脊髓中央染色略深，呈蝴蝶形，即为灰质，灰质以外部分为白质。灰质的一端较宽，为脊髓的前角；另一端较细，为脊髓的后角。

低倍镜：在前角内可找到较大的神经元，为多极神经元（运动神经元）。其余小而圆形的核为神经胶质细胞核。选择一个突起较多而又切到细胞核的神经元在高倍镜下仔细观察。

高倍镜：胞体大、形态不规则，胞体发出的突起常被切断。细胞核位于胞体中央，大而圆，染色淡，核仁明显。胞质紫红色，胞质内可见许多大小不等的紫蓝色小块，即为嗜染质。如突起内有嗜染质，为树突。轴突及轴丘内无嗜染质。

### （二）有髓神经纤维

（1）实验材料：坐骨神经。

（2）切片染色：HE 染色。

（3）实验目的：掌握有髓神经纤维的结构，并能正确辨认其纵、横切面。

（4）实验内容：

观察点如下。

肉眼观：片中长条状的为纵切面，圆形的为横切面。

低倍镜：

①横切面：整条神经外面围以的结缔组织称为神经外膜。神经外膜与血管分支伸入神经内部，将其分成许多束，这些结缔组织称为神经束膜。神经束内有许多神经纤维的横切面。

②纵切面：在整条神经外面的结缔组织为神经外膜，神经束膜不易看出。切面中所见紧密排列的细条状结构，即为有髓神经纤维。

高倍镜：

①横切面：神经纤维呈圆形，以中间红色圆点为轴索，外包空泡状的髓鞘，髓鞘外围细线状的组织为神经膜。有时可见位于边缘的神经膜细胞核。

②纵切面：有髓神经纤维由三部分组成。中轴为一条较粗的轴索；轴索周围是髓鞘，由

于髓鞘中的类脂被溶解，故呈空泡状；髓鞘外包有粉红色的细线条，为神经膜。神经膜内有时可见浅蓝色、椭圆形的神经膜细胞核，注意与神经纤维间的成纤维细胞核区别，后者核细长、染色深。神经纤维结（郎飞结）是相邻神经膜细胞的间隙，此处无髓鞘。

**思考点：**

1. 试述神经元的结构和功能。
2. 有髓神经纤维和无髓神经纤维的结构有何异同点？
3. 试述突触的分类、结构和功能。
4. 中枢神经系统和周围神经系统内各有哪些神经胶质细胞？分别叙述其形态结构及功能。
5. 试述血-脑屏障的结构、意义。

# 项目三
# 坐骨神经-腓肠肌标本的制备

## 一、实验目的

学会制备合格的坐骨神经-腓肠肌标本。

## 二、实验材料

蛙(蟾蜍),蛙板,蛙手术器械1套(粗剪刀、组织剪、眼科剪各1把,有齿镊子、圆头镊子、眼科镊子各1把,探针1个,玻璃分针2支,蛙钉4枚,滴管1支),培养皿1个,100 mL、50 mL烧杯各1个,手术丝线,棉花,锌铜弓1个,任氏液等。

## 三、实验步骤

### 1. 破坏脑和脊髓

取蟾蜍1只,用自来水冲洗干净。左手握住蟾蜍(背部朝上),用拇指按压背部,食指按压头部前端,使头前俯。右手持探针由头部前端沿正中线向尾端触划,当触划到凹陷处,即枕骨大孔所在部位(图6-3-1)。将探针由此处垂直刺入1～2 cm,然后折向前刺入颅腔并左右搅动,充分捣毁脑组织。再将探针抽回至进针处,再折向后刺入脊椎管,反复提插捣毁脊髓。如果蟾蜍下颌呼吸运动消失,四肢松软,表明脑和脊髓已完全破坏。否则,须按上法再行捣毁。

### 2. 剪除躯干上部及内脏

左手捏住蟾蜍脊柱,右手持粗剪刀在肩关节稍下方处剪断脊柱(图6-3-2),再沿脊柱两侧剪开腹壁,使躯干上部与内脏自然下垂,在耻骨联合处剪除躯干上部和所有内脏,留下后肢、骶骨、部分脊柱及紧贴于脊柱两侧的坐骨神经(图6-3-3)。

### 3. 剥皮及分离下肢

左手捏住脊柱断端(注意不要压迫神经),右手捏住断端皮肤边缘,向下牵拉剥掉全部后肢皮肤(图6-3-4),将标本放在盛有任氏液的培养皿中。将手和用过的器械洗净后用镊子夹住脊柱,背面朝上,使尾骨突出背侧,平放剪刀剪去尾骨(勿损伤坐骨神经),翻向腹面剪去除了附着神经的脊柱以外的肌肉和骨骼。然后沿正中线用粗剪刀将脊柱及耻骨联合

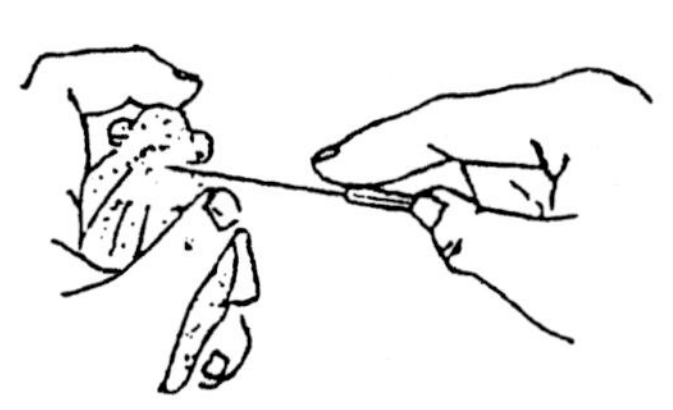

图 6-3-1 破坏蟾蜍脑脊髓的方法

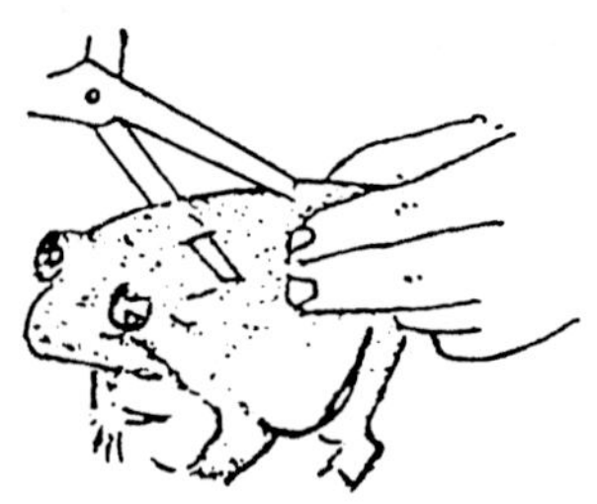

图 6-3-2 剪断脊柱

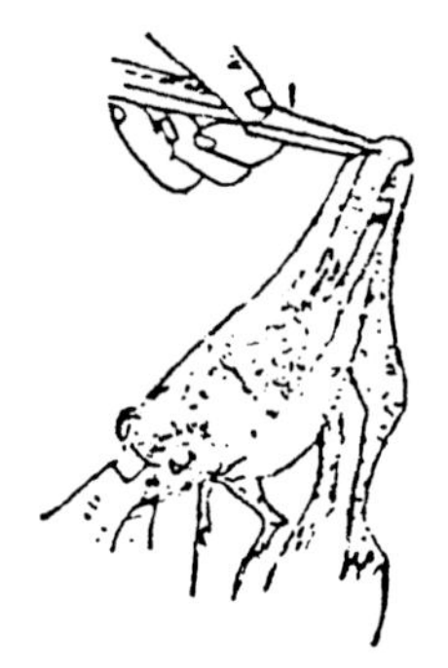

图 6-3-3 剪除躯干上部及内脏

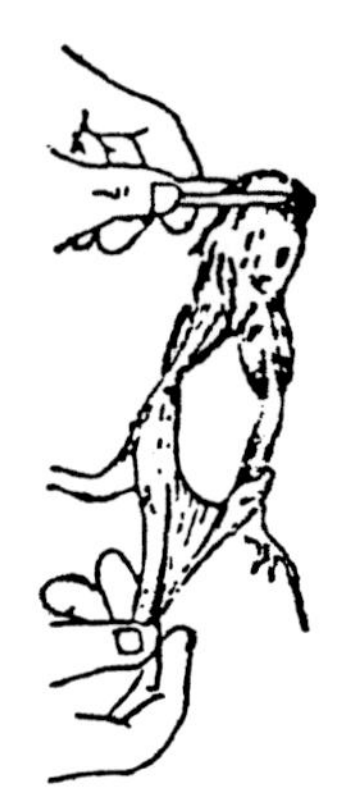

图 6-3-4 剥掉后肢皮肤

中央剪开，使两侧下肢完全分离。将两下肢标本置于盛有任氏液的培养皿内备用。洗净手及用过的器械。

**4. 制备坐骨神经-腓肠肌标本**

(1) 将标本背面朝上用大头针固定于蛙板上，在股二头肌与半膜肌之间的缝隙处，即坐骨神经沟，找出坐骨神经。用玻璃分针仔细向坐骨神经的两端剥离，边剥离边剪断坐骨神经所有分支，将神经一直游离到膝关节，再向上游离至脊柱，并用粗剪刀剪下一小段和坐骨神经相连的脊柱(图 6-3-5)。

(2) 完成坐骨神经-腓肠肌标本后，将游离干净的坐骨神经轻轻搭在腓肠肌上，在膝关节周围剪去全部大腿肌肉，并用粗剪刀将股骨刮干净，在股骨中段剪断股骨。保留与膝关节相连的一段股骨备用，穿线并结扎腓肠肌跟腱，在结扎处远端剪断跟腱，轻提结扎线，游离腓肠肌至膝关节处，然后将膝关节下方小腿其余部分剪除。这样一个具有附着在股骨上的腓肠肌并带有支配其收缩的坐骨神经标本就制备完成了(图 6-3-6)。

**5. 检查标本兴奋性**

用浸有任氏液的锌铜弓轻轻触及坐骨神经，如腓肠肌发生迅速而明显的收缩，则表明标本的兴奋性良好。将标本置于盛有任氏液的培养皿中待其兴奋性稳定后用于实验。

## 四、注意事项

(1) 在横断脊柱时，必须在骶髂关节上 1 cm 处，否则容易剪断坐骨神经，且不利于剥皮操作。

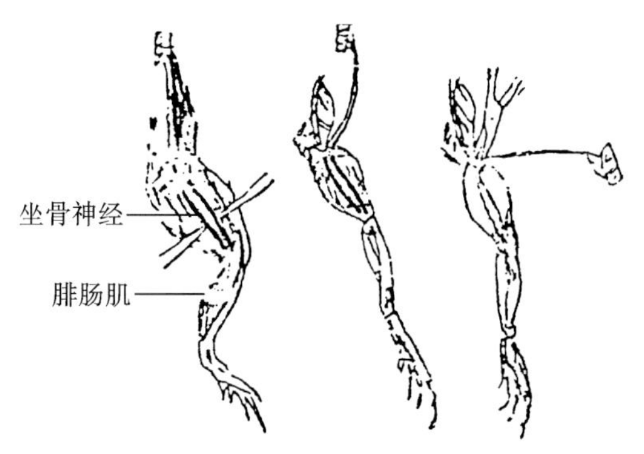


图 6-3-5 分离坐骨神经

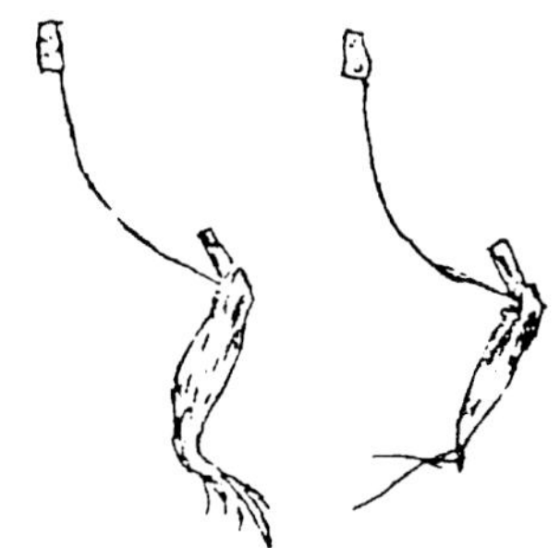

图 6-3-6 会骨神经小腿标本及坐骨神经-腓肠肌标本

（2）剥皮后，须将手及用过的器械清洗干净后，才能继续制作标本。

（3）游离坐骨神经和分离腓肠肌时，须用玻璃针进行操作，勿用金属器械分离，且尽量不用金属器械接触神经，并避免牵拉。

（4）在剪弃内脏、分开脊柱及剪股骨和大腿肌肉时，注意勿伤神经。

（5）在剪断股骨时，应留足够长的股骨，以免影响标本的固定。

（6）在制作标本过程中应经常滴加任氏液，以维持标本的兴奋性。

（7）在剪断脊柱，分离脊柱、耻骨联合，剪除大腿肌肉及剪断股骨时，须用粗剪刀。

## 五、实验结果与分析

实验结果与分析见表 6-3-1。

表 6-3-1 实验结果与分析

<table>
<tr><td>描绘标本外形<br>标明各部位名称</td><td>用浸有任氏液的锌铜弓轻触神经，记录刺激结果</td></tr>
<tr><td rowspan="3"></td><td></td></tr>
<tr><td>判断该标本的兴奋性</td></tr>
<tr><td></td></tr>
</table>

# 项目四
# 骨骼肌刺激强度、刺激频率与收缩之间的关系

## 一、实验目的

学会用 BL-420 生物机能实验系统的刺激器引发骨骼肌单收缩、复合收缩的方法；学会张力换能器的使用；观察与分析刺激强度和频率与骨骼肌收缩反应的关系。

## 二、实验材料

蛙（蟾蜍）、蛙类手术器械 1 套、铁支架、双凹夹、BL-420 生物机能实验系统或 RM6240BD 系统、张力换能器、任氏液等。

## 三、实验步骤

### 1. 制备简易的腓肠肌标本

用项目三实验的标本，剥去下肢皮肤，穿线结扎腓肠肌肌腱，在结扎处远端剪断跟腱，提起结扎线，游离腓肠肌至膝关节处，然后将膝关节下方腓肠肌以外胫骨连同蹼用蛙钉固定于蛙板上，轻提结扎线与张力换能器相连，不断给标本滴上任氏液以保持其兴奋性的稳定。

### 2. 仪器的连接与调试

实验装置连接如图 6-4-1 所示。将标本的胫骨连同蹼用小锥子固定于蛙板上，张力换能器固定在铁支架上，腓肠肌跟腱的结扎线固定在换能器弹簧片上，此连线不宜太紧或太松，并应与桌面垂直，换能器的输入端插入 BL-420 生物机能实验系统的信号输入接口：通道 1（即 CH1）。刺激电极的输出端与 BL-420 生物机能实验系统的刺激输出孔 Sti 相连，一端接一大头针直接刺激腓肠肌，另一端直接夹于腓肠肌上。

### 3. BL-420 生物机能实验系统操作步骤

（1）在界面的工具栏上方“实验项目”中选择肌肉神经实验→刺激强度与反应关系。

（2）将实验界面缩小一半，设置起始刺激强度（如 100MV），增量（40MV）→确定，观察实验图形，找出阈刺激、阈上刺激和最适刺激→停止实验→保存→文件打开→在相应图形位置点击右键添加特殊标记（阈刺激、阈上刺激和最适刺激）→点击工具栏上的“剪辑”（剪

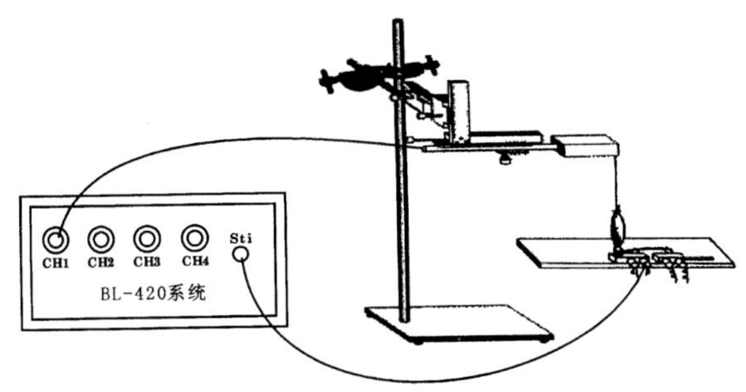


图 6-4-1 实验装置连接

刀图)→鼠标拉黑所需的图形,图形自动移至剪辑窗口→用鼠标拉动图形至合适位置→点击退出按钮(门框)回通道显示窗口,重复剪辑所需的实验结果。

(3) 停止实验,不用保存→重新选择实验项目→刺激频率与反应的关系,分别设置"单收缩""不完全强直收缩""完全强直收缩"各自的参数,单击"现代实验"按钮开始实验分别记录其刺激频率和刺激间隔时间。停止实验→保存→文件打开→在相应图形位置添加特殊标记("单收缩""不完全强直收缩""完全强直收缩")→点击工具栏上的"剪辑"(剪刀图)→鼠标拉黑所需的图形,图形自动移至剪辑窗口→用鼠标拉动图形至上一实验结果的下方,整理实验结果,保存结果(右上方)并打印出来。

## 四、注意事项

(1) 每次刺激时间不超过 10 s,每次刺激之后必须让肌肉有 0.5~1.0 min 的休息间隔时间以防止标本疲劳。

(2) 经常用任氏液湿润标本,防止标本干燥。

(3) 如果肌肉在未给刺激时即出现挛缩,可能存在仪器漏电或标本污染等原因,注意排除干扰因素。

(4) 在找到最适刺激强度后,实验过程中不可再改变刺激强度,否则将失去对照意义。

## 五、实验结果与分析

1. 刺激强度与反应的关系(曲线粘贴位置)。

2. 刺激频率与反应的关系(表 6-4-1)。

表 6-4-1 刺激频率与反应的关系

| 刺激频率 | 分析 |
|---|---|
| | |
| | |
| | |

# 项目五
# 刺激与反应

## 一、实验目的

通过刺激神经肌肉标本，观察神经的传导和肌肉收缩现象，从而加深理解并掌握刺激与反应的关系和兴奋性概念。

## 二、实验材料

蛙、蛙类手术器械一套、坐骨神经-腓肠肌标本、电刺激器或其他刺激装置、任氏液、镊子、盐粒、大头针、酒精灯等。

## 三、实验步骤

### 1. 制备坐骨神经-腓肠肌标本

可利用反射弧分析后的标本，制备简单的坐骨神经-腓肠肌标本。将标本背面朝上用大头针固定于蛙板上，在股二头肌与半膜肌之间的缝隙处，即坐骨神经沟，找出坐骨神经。用玻璃分针仔细向坐骨神经的两端剥离，游离出一段坐骨神经。近心端以手术线结扎并留5 cm线备用。在靠近打结处的近心端剪断坐骨神经，并用手术线轻轻提起坐骨神经。

### 2. 观察项目

(1) 电刺激：用浸有任氏液的锌铜弓轻轻触及坐骨神经，观察肌肉是否收缩。

(2) 机械刺激：用镊子尖部在靠近脊柱处猛夹神经，观察肌肉是否收缩。

(3) 温度刺激：用镊子夹起一个大头针，在酒精灯上加热，迅速用加热的大头针接触神经(一定要放在未被镊子夹伤处)，观察肌肉是否收缩。

(4) 化学刺激：将盐粒少许放在完好的神经或肌肉上，待食盐溶解(可滴少量任氏液加速溶解)后，观察肌肉有何反应。

## 四、注意事项

(1) 实验过程中应反复用任氏液湿润标本，以免标本失去活性。

(2) 每个观察项目必须尽量靠近近心端，在未被损伤的坐骨神经处进行处理和观察，并为下一个观察项目预留足够长的坐骨神经。

(3) 坐骨神经不能用力牵拉，以免破坏其活性。

## 五、实验结果与分析

该实验结果与分析见表 6-5-1。

**表 6-5-1 各观察项目及结果**

| 实验项目 | 结果 |
| --- | --- |
| 电刺激 | |
| 机械刺激 | |
| 温度刺激 | |
| 化学刺激 | |

# 模块七

# 器官和系统

Qiguan he Xitong

# 项目一
# 运 动 系 统

## 任务一　骨　　学

### 实验项目一　骨学总论、躯干骨

#### 一、实验目的

(1) 掌握骨的分类和构造。
(2) 掌握躯干骨的组成和位置。
(3) 掌握椎骨的一般形态，各部椎骨的主要特征。
(4) 熟悉胸骨、肋骨的形态及主要结构。
(5) 掌握躯干骨的常用骨性标志。

#### 二、实验材料

(1) 人体全身骨架标本，分离的躯干骨标本。
(2) 成人股骨纵切标本，椎骨正中矢状切面标本。

#### 三、实验步骤

(1) 观察长骨、短骨、扁骨、不规则骨的形态特点和分布。
(2) 观察骨膜的性状和被覆的部位，骨髓的类型和分布。
(3) 观察椎骨的一般形态，辨认其主要结构。
(4) 比较颈、胸、腰椎的形态特点。
(5) 观察寰椎、枢椎、隆椎(又称第七颈椎)各自的形态特点。
(6) 观察骶骨的形态，辨认其主要结构。
(7) 观察胸骨、肋骨的形态，辨认其主要结构。
(8) 在活体寻找、触摸第七颈椎棘突、骶角、肋弓、胸骨角、剑突。

## 四、实验结果与分析

请绘出一块胸椎和腰椎的侧面观、骶骨的后面观和侧面观图，并标明相关结构。

# 实验项目二　四　肢　骨

## 一、实验目的

(1) 掌握上肢带骨(锁骨、肩胛骨)的位置及形态。
(2) 掌握自由上肢骨(肱骨、尺骨、桡骨)的位置及形态。
(3) 了解腕骨、掌骨和指骨的基本形态、位置及排列。
(4) 掌握下肢带骨(髋骨)的位置、组成及形态。
(5) 掌握自由下肢骨(股骨、胫骨、腓骨、髌骨)的位置及形态。
(6) 了解跗骨、跖骨和趾骨的位置及排列。
(7) 掌握四肢骨的常用骨性标志。

## 二、实验材料

(1) 人体全身骨架标本。
(2) 分离的四肢骨标本。

## 三、实验步骤

(1) 在人体骨架标本上辨认上肢各骨，观察其位置及毗邻。
(2) 观察肩胛骨、锁骨、肱骨、尺骨、桡骨的形态和主要结构。
(3) 观察腕骨的形态和排列，掌骨、指骨的形态和邻接关系。
(4) 在人体骨架标本上辨认下肢各骨，观察其位置及毗邻。
(5) 观察髋骨、股骨、髌骨、胫骨、腓骨的位置、形态及主要结构。
(6) 观察跗骨的形态和排列，跖骨、趾骨的形态和邻接关系。
(7) 在活体寻找、触摸上肢和下肢的骨性标志。

## 四、实验结果与分析

写出组成上肢骨及下肢骨的各骨名称。

# 实验项目三　颅　　骨

## 一、实验目的

(1) 掌握颅的组成，脑颅、面颅的划分，各颅骨的名称、位置。
(2) 掌握颅底内面观的形态、结构及主要孔、裂。
(3) 掌握眶、骨性鼻腔的形态特征和交通，骨性鼻旁窦的名称、位置及开口。
(4) 了解新生儿颅骨的特征及生后变化。

(5) 掌握颅骨的常用骨性标志。

## 二、实验材料

(1) 分离颅骨标本。
(2) 颅的整体观标本,颅骨正中矢状切标本、颅骨水平切标本。
(3) 新生儿颅骨的标本。

## 三、实验步骤

(1) 观察脑颅和面颅各骨的形态、位置和主要结构。
(2) 观察颅顶面观、侧面观、后面观的主要结构。
(3) 观察颅底内面观,区分颅前、中、后窝,辨认主要孔裂,了解其穿经的结构。
(4) 观察眶的形态、构成、主要结构,骨性鼻腔的形态、构成、外侧壁的结构。
(5) 观察额窦、蝶窦、筛窦、上颌窦的位置、形态和开口位置。
(6) 观察新生儿颅骨的特征,前、后囟的形态和位置,并与成人颅骨比较。
(7) 在活体寻找、触摸枕外隆凸、乳突、下颌角、颧弓、下颌髁突和眉弓等骨性标志。

## 四、实验结果与分析

1. 标明下列所指示的结构(图 7-1-1)。

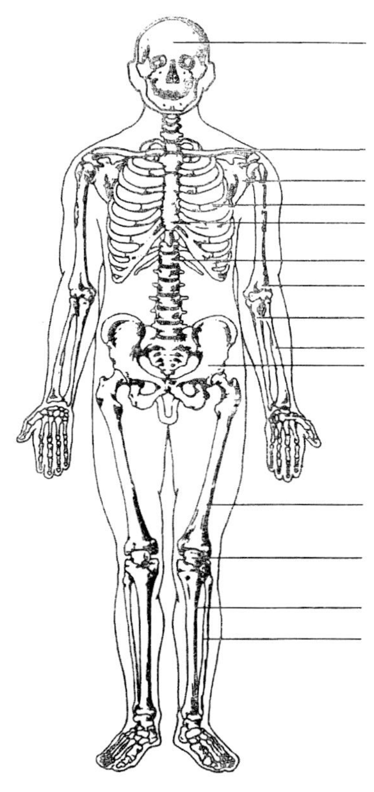

**图 7-1-1 全身骨骼**

2. 写出颅骨的组成名称,并写明颅骨的骨性标志。

# 任务二　关　节　学

## 实验项目一　关节概述、躯干骨及颅骨的连接

### 一、实验目的

(1) 掌握脊柱的位置、组成、连接和形态。

(2) 掌握胸廓的组成和形态。

(3) 掌握颞下颌关节的组成和构造特点。

### 二、实验材料

(1) 人体全身骨连接标本。

(2) 脊柱标本,椎体间连接标本,椎间盘标本。

(3) 颅骨的连接标本。

### 三、实验步骤

(1) 在全身骨连接标本上辨认不同形式的骨连接,在切开的滑膜关节标本中辨认关节面、关节囊、关节腔、关节软骨、韧带、关节盘、关节唇等结构。

(2) 观察脊柱、胸廓的位置和组成。

(3) 在脊柱标本上观察脊柱的前面观、侧面观和后面观,识别脊柱生理性弯曲的位置和方向。

(4) 观察椎间盘的性状、形态、构造,关节突关节的位置和组成;观察前、后纵韧带、棘上韧带、棘间韧带、黄韧带的附着部位及连接关系。

(5) 观察胸廓各骨的位置以及各肋前、后端连接的关系。

(6) 观察颞下颌关节面的形态,关节盘、外侧韧带、关节囊的薄弱部位。

(7) 活体演示脊柱、胸廓和颞下颌关节的运动形式。

### 四、实验结果与分析

请绘出胸廓的整体观图,并标明相关结构。

## 实验项目二　四肢骨的连接

### 一、实验目的

(1) 掌握骨盆的构成、连接及大、小骨盆的分界线。

(2) 掌握肩关节、肘关节、髋关节和膝关节的组成和构造特点。

（3）了解上、下肢其他关节的组成和构造特点。

（4）了解足弓的组成。

## 二、实验材料

（1）人体全身骨架标本，人体全身骨连接标本。

（2）上肢主要关节标本。

（3）下肢主要关节标本，男、女性骨盆标本及模型。

## 三、实验步骤

（1）观察肩关节面的形态，关节唇、肱二头肌长头腱及关节囊的薄弱部位。

（2）观察肘关节面的形态，查看尺侧副韧带、桡侧副韧带、桡骨环状韧带、关节囊的薄弱部位。

（3）观察骨盆的位置和组成，查看骶髂韧带、耻骨联合的组成；辨认骶结节韧带、骶棘韧带；观察坐骨大孔和坐骨小孔的围成和位置；对比男、女性骨盆的差别。

（4）观察髋关节面的形态，关节唇、关节囊、韧带及关节囊的薄弱部位。

（5）观察膝关节面的形态，查看髌韧带、腓侧副韧带、胫侧副韧带、膝交叉韧带、半月板等的位置和形态。

（6）观察桡腕关节、距小腿关节的关节面的形状、连接形式及主要韧带。

（7）观察足弓组成。

（8）活体演示肩、肘、腕、髋、膝、踝关节的运动形式。

## 四、实验结果与分析

1. 写出肩关节、肘关节的组成名称、结构特点和运动方式。

2. 写出髋关节、膝关节的组成名称、结构特点和运动方式。

3. 写出下列女性骨盆和男性骨盆（图 7-1-2）的结构特点和区别。

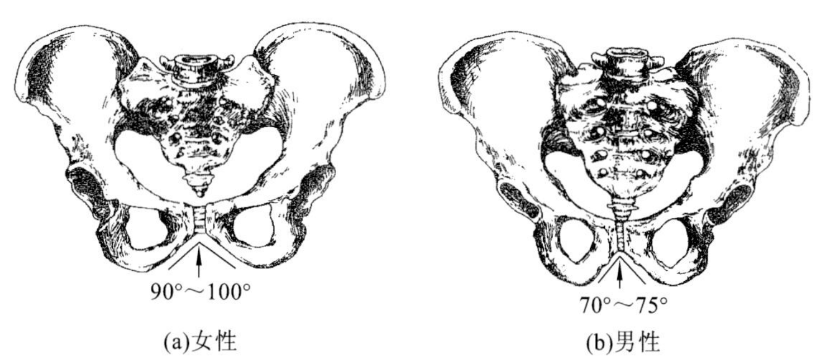


(a)女性　(b)男性

**图 7-1-2　女性骨盆和男性骨盆**

# 任务三　肌　　学

## 实验项目一　肌学总论、头颈肌和躯干肌

### 一、实验目的

(1) 了解骨骼肌的形态、构造。

(2) 了解躯干肌的分布，熟悉斜方肌、背阔肌、竖脊肌、胸大肌、前锯肌的位置；掌握膈的三个裂孔的名称、位置及穿经结构；熟悉腹前外侧肌群的层次、形成结构。

(3) 了解面肌的分布特点；掌握咀嚼肌的形态、位置。

(4) 了解颈肌的分群；掌握胸锁乳突肌的位置和起止、斜角肌间隙的围成及穿经结构。

### 二、实验材料

(1) 全身肌标本。

(2) 全身肌模型。

### 三、实验步骤

(1) 在全身肌标本上观察长肌、短肌、扁肌、轮匝肌的形态特点和分布，观察肌腱和肌腹的配布。

(2) 观察枕额肌的位置和构造，眼轮匝肌、口轮匝肌、颊肌、咬肌、颞肌的形态和位置。

(3) 观察胸锁乳突肌的起止、形态和位置，在活体上触摸、分辨该肌的轮廓；观察斜角肌间隙的围成及穿经的锁骨下动脉和臂丛。

(4) 观察斜方肌、背阔肌、竖脊肌的位置、形态，辨认肌束的方向。

(5) 观察胸大肌、胸小肌、前锯肌的位置、形态，在活体上触摸、分辨胸大肌轮廓，辨认肋间内、外肌。

(6) 观察膈的位置、形态和附着部位；辨认食管裂孔、主动脉裂孔和腔静脉孔的位置及穿经的结构。

(7) 观察腹直肌的位置、形态、腱划的数目，以及其与腹直肌鞘前层的关系，弓状线的形成、位置，弓状线以下的腹直肌后面与腹横筋膜的关系。

(8) 观察腹外斜肌、腹内斜肌、腹横肌的位置和肌纤维走向，观察三层扁肌腱膜与腹直肌鞘的关系，辨认腹股沟韧带。

### 四、实验结果与分析

写出膈肌的位置、形态、结构及运动方式。

# 实验项目二　四　肢　肌

## 一、实验目的

（1）熟悉上肢肌的分部、分群；掌握三角肌、肱二头肌位置；了解手肌的分群。

（2）熟悉下肢肌的分部、分群；掌握臀大肌、股四头肌、缝匠肌、小腿三头肌的位置；了解足肌的分群。

## 二、实验材料

（1）上肢肌标本。

（2）下肢肌标本。

（3）全身肌模型。

## 三、实验步骤

（1）观察肩部各肌的位置、形态，三角肌的位置、起止和形态。

（2）观察臂肌、前臂肌的分群，肱二头肌、肱三头肌的起止；在活体上辨认肱二头肌的轮廓。

（3）观察手部内、外侧肌群及中间肌群各肌的位置和形态。

（4）观察髂腰肌的组成、位置、形态及其与髋关节的关系；辨认臀大肌的起止、位置和形态，臀中肌、臀小肌、梨状肌的位置；在活体上辨认臀大肌的轮廓。

（5）观察大腿肌的分群，股四头肌的位置、排列、起止和髌韧带的位置；观察缝匠肌的位置、起止和形态。

（6）观察股内侧肌群各肌的位置、形态和排列。

（7）观察股后侧肌群的半腱肌、半膜肌，股二头肌的位置、形态。

（8）观察小腿肌的分群，腓肠肌、比目鱼肌的位置、形态、起止，跟腱的形成、起止部位。

## 四、实验结果与分析

标明图 7-1-3 和图 7-1-4 所指示的结构。

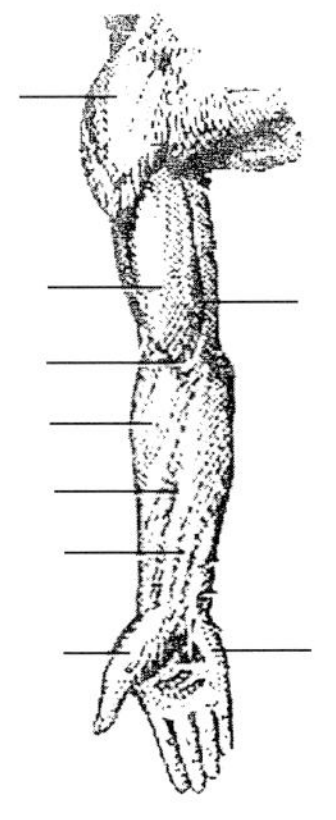

**图 7-1-3　上肢的肌性标志**

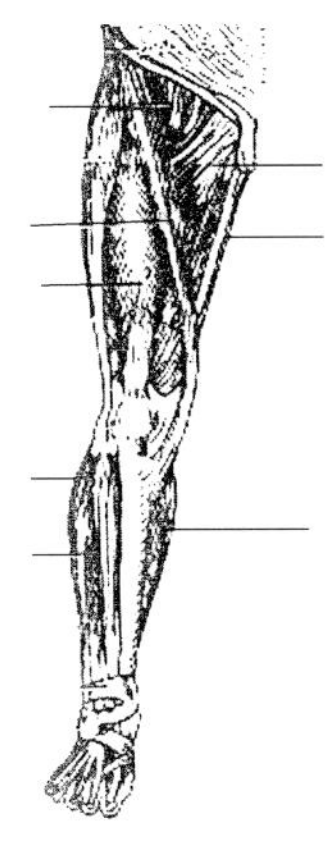

**图 7-1-4　下肢肌（前面观）**

# 项目二
# 消化系统

## 任务一　消化系统标本观察

### 一、实验目的

(1) 掌握消化系统的组成,上、下消化道的概念。

(2) 掌握咽峡的构成,三对唾液腺的位置及开口部位,牙及舌的形态构造。

(3) 掌握咽、食管、胃、小肠、大肠的位置、分部及各部的结构特点。

(4) 掌握肝的形态、位置。

(5) 熟悉胆囊的位置、形态、分部及功能,肝外胆管的组成。

(6) 了解胰的位置和分部。

### 二、实验材料

实验所需材料包括头部正中矢状切面标本,唾液腺解剖标本,腹腔剖开标本,牙冠上牙完整的下颌骨标本,舌、食管、胃、小肠及大肠的离体剖开标本,肝、胰的离体剖开标本等。

### 三、实验步骤

(1) 观察活体口腔结构:辨认人中、鼻唇沟;观察腭帆游离缘、腭垂、咽峡,辨认腮腺的开口;观察舌的形态、分部、舌乳头、舌系带、舌下襞和舌下阜;观察牙的排列、数目,牙冠的形态,牙龈的位置、形态。

(2) 观察牙质、牙釉质、牙骨质、牙腔和牙根管等结构。

(3) 观察咽的位置、分部及咽与鼻腔、口腔、喉腔的交通关系,辨认咽隐窝、咽鼓管咽口、咽鼓管圆枕、梨状隐窝。

(4) 观察食管的位置、形态、分部和三个生理性狭窄的位置。

(5) 观察胃的位置、形态、分部、毗邻,辨认贲门切迹、角切迹、幽门管、幽门窦。

(6) 观察十二指肠的分部和各部的位置,辨认十二指肠、十二指肠大乳头、肝胰壶腹的开口和十二指肠悬肌。

(7) 观察空、回肠在腹腔内的位置，比较空、回肠环状襞的形态与疏密，淋巴滤泡的形态与分布。

(8) 观察盲肠的位置、形态及其回肠连接；观察阑尾的形态、位置，阑尾根部与三条结肠带的关系；观察回盲瓣、回盲口、阑尾开口；在活体上寻找阑尾根部的体表投影。

(9) 观察结肠的分部和各部结肠的形态、位置和活动度；辨认结肠带、结肠袋和肠脂垂。

(10) 观察直肠的位置，明确直肠毗邻器官的性别差异；观察直肠矢状面的弯曲和直肠黏膜横襞。

(11) 观察肝的位置、形态和毗邻；辨认冠状韧带、镰状韧带、肝圆韧带、静脉韧带、肝门以及进出肝门的结构。

(12) 观察胆囊的形态、分部，肝外胆道的组成；辨认胆总管的开口部位，在活体上寻找胆囊底的体表投影。

(13) 观察胰的位置、形态、分部；辨认胰管的开口部位，确认胰头与十二指肠、胰尾与脾的位置关系。

## 四、实验结果与分析

1. 人的消化系统能不能消化一枚硬币？如果不能，请说明硬币排出体外依次经过的器官结构。

2. 阑尾炎患者如何诊断？手术中寻找阑尾的可靠方法是什么？

# 任务二　消化系统切片观察

## 一、消化管切片观察

### （一）食管

(1) 实验材料：食管横切面。

(2) 切片染色：HE 染色。

(3) 实验目的：掌握消化管壁的一般组织结构及食管的组织结构。

(4) 实验内容：

观察点如下。

肉眼观：管腔呈不规则的狭缝，近腔面为蓝色的上皮，上皮下为淡红色的黏膜下层，染色较红的为肌层，外膜不易看出。

低倍镜：从管腔面逐渐向外移动，根据组织成分的不同可区分出如下结构。

①黏膜：为复层扁平上皮，在上皮中见有染色浅的圆形或不规则形的结构，这是固有膜乳头的横切结构。在有的切片上固有膜内可见到淋巴小结和食管腺的导管。黏膜肌层很发达，为一层纵行平滑肌，随皱襞而起伏。

②黏膜下层：为疏松结缔组织，内含有血管、神经和食管腺的腺泡(有的切片上没有切

到食管腺)。有时可见有神经丛,它是由一些核大、圆、染色浅的神经元和神经纤维所组成。

③肌层:内环行、外纵行。注意实验切片为何种类型肌肉所组成,在肌层间可见有肌间神经丛。

④外膜:为疏松结缔组织,可以看到血管、神经及脂肪细胞等。

### (二) 胃底部

(1) 实验材料:胃底部切面。

(2) 切片染色: HE 染色。

(3) 实验目的:掌握胃底的组织结构,辨认胃底腺的主细胞、壁细胞。

(4) 实验内容:

观察点如下。

低倍镜:

①黏膜:为单层柱状上皮,胞质中含有丰富的黏原颗粒,HE 染色标本中颗粒不易保存,故着色浅,胞质顶部透亮。上皮向固有膜内陷形成胃小凹(注意其深浅)。固有膜内有大量胃底腺,由于切片关系,腺体常被切成各种形状的断面。黏膜肌层很薄,由环行和纵行平滑肌组成。

②黏膜下层:为疏松结缔组织。

③肌层:较厚,分内斜、中环、外纵三层平滑肌,前两者界限不易分清。

④外膜:为一层很薄的疏松结缔组织,外有间皮覆盖。

高倍镜:仔细观察以下结构。

①黏膜上皮的特点。

②胃底腺的结构:由主细胞、壁细胞、颈黏液细胞和内分泌细胞组成,主要辨认前两种细胞。

主细胞:在腺体底部和体部较多。细胞呈柱状,核圆形位于细胞一侧,胞质内含有酶原颗粒,染蓝色。

壁细胞:细胞大而圆或呈三角形,胞质呈强嗜酸性,染红色。这种细胞在腺的颈、体部较多。

### (三) 小肠

(1) 实验材料:回肠横切面。

(2) 切片染色: HE 染色。

(3) 实验目的:掌握小肠的组织结构,回肠的结构特点。

(4) 实验内容:

观察点如下。

低倍镜:

①黏膜:黏膜表面有许多不规则的指状突起,即绒毛。在切片中绒毛往往被切断,见到的是绒毛的纵、横、斜切面。固有膜内有许多肠腺,同样肠腺也被切成各种不同形状的断面,此外,还可见到集合淋巴小结,它可从固有膜伸入黏膜下层使黏膜肌层不完整。

②黏膜下层:为疏松结缔组织。

③肌层:内环行和外纵行平滑肌。

④外膜:纤维膜或浆膜。

高倍镜:仔细观察下列结构。

①黏膜上皮为单层柱状上皮,在上皮游离面有染色深而发亮的纹状缘。夹在柱状细胞之间的空泡状细胞,为杯状细胞。

②在绒毛固有膜中央有纵行的毛细淋巴管称中央乳糜管,管壁为单层扁平上皮。此外,在固有膜中还可见有散在的纵行平滑肌纤维、毛细血管。

③肠腺:在染色 HE 切片中,小肠腺仅见柱状细胞和杯状细胞,其形态与上皮相同。潘氏细胞和肠的内分泌细胞可看不清楚。

### (四) 大肠

(1) 实验材料:大肠切面。

(2) 切片染色: HE 染色。

(3) 实验目的:掌握大肠的组织结构及特点,与小肠进行区别。

(4) 实验内容:

观察点如下。

低倍镜:大肠只有皱襞而无绒毛,故黏膜的表面比较整齐。上皮为单层柱状上皮,但杯状细胞多。固有膜中肠腺发达。在有的切片上可见到外纵行肌局部集中增厚形成三条结肠带。外膜内可见到大量脂肪细胞形成肠脂垂。

思考点:

1. 试述消化管壁的一般结构。

2. 试述胃底腺的结构和功能。

3. 试述与小肠吸收和分泌有关的结构基础。

4. 解释下列名词:皱襞、绒毛。

## 二、消化腺切片观察

### (一) 肝脏

(1) 实验材料:猪肝和人肝切面。

(2) 切片染色: HE 染色。

(3) 实验目的:掌握肝小叶的结构和门管区的位置、结构。通过观察一个肝小叶和门管区来了解肝的整个结构。

(4) 实验内容:

观察点如下。

人肝和猪肝的结构基本相同,由于猪肝的肝小叶之间的结缔组织很发达,肝小叶分界非常清楚,故可以先观察猪肝的结构,在此基础上,再了解人肝的结构。

低倍镜:区分出肝小叶和门管区。猪肝的肝小叶呈不规则的多边形,而人肝的肝小叶界限不明显。观察时可以先找出中央静脉,以它为中心认出肝小叶。肝细胞索以中央静脉为中心向四周放射状排列。肝细胞索之间的空隙为肝血窦。门管区位于几个肝小叶之间,此处结缔组织多,内含有三根并行的管道,即小叶间动脉、小叶间静脉和小叶间胆管。若在小叶间结缔组织中找到一个单独、腔较大的静脉，则为小叶下静脉。

（二）胰腺

（1）实验材料：胰腺切面。

（2）切片染色：HE 染色。

（3）实验目的：掌握胰的外分泌部和内分泌部的结构。

（4）实验内容：

观察点如下。

低倍镜：腺实质被结缔组织分隔成若干小叶，小叶间结缔组织内有血管和导管。小叶内大部分为染色较深的浆液性腺泡，散在腺泡之间有染色淡、大小不一的细胞团，即为胰岛。

思考点：

1. 试述唾液腺的一般结构和功能，三对唾液腺的异同点。
2. 胰岛的结构和功能是什么？为什么临床上胰岛病变时会出现糖尿现象？
3. 试述肝小叶的结构及功能。
4. 试述肝脏的血液循环及其特点。
5. 肝细胞分泌的胆汁如何排入肠腔？

# 任务三　消化系统常见病理切片和标本

## 一、目的要求

（1）掌握消化性溃疡的病理变化及常见并发症。

（2）掌握病毒性肝炎的基本病变、临床病理类型及其病变特点。

（3）掌握肝硬化的概念、病理变化及其常见类型，门脉性肝硬化的病变及其临床病理联系。

## 二、实验内容

消化系统常见病理切片和标本见表 7-2-1。

**表 7-2-1　消化系统常见病理切片和标本**

| 大体标本 | 组织切片 |
| --- | --- |
| D0801. 慢性胃溃疡 | Q0801. 慢性胃溃疡 |
| D0802. 胃溃疡伴穿孔 | Q0802. 急性肝炎 |
| D0803. 急性重型肝炎 | Q0803. 慢性肝炎 |
| D0804. 门脉性肝硬化 | Q0804. 急性重型肝炎 |
| D0805. 坏死后性肝硬化 | Q0805. 门脉性肝硬化 |

（一）大体标本

D0801. 慢性胃溃疡

观察要点：胃小弯近幽门处黏膜面有一卵圆形溃疡病灶，溃疡较深，直径小于 2 cm，边缘光滑整齐，底部平坦，表面有少量灰黄色渗出物。周边黏膜萎缩变薄；有的部位黏膜皱襞自溃疡向四周呈放射状排列，切面溃疡可深达黏膜下层、肌层或浆膜，底部可见灰白色瘢痕组织（图 7-2-1）。

思考点：请结合标本思考慢性胃溃疡的结局及病人可能出现的临床表现。

D0802. 胃溃疡伴穿孔

观察要点：胃小弯有一个椭圆形溃疡，溃疡很深，穿透整个胃壁，溃疡边缘整齐，平坦（图 7-2-2）。

思考点：胃溃疡穿孔会产生什么样的后果？

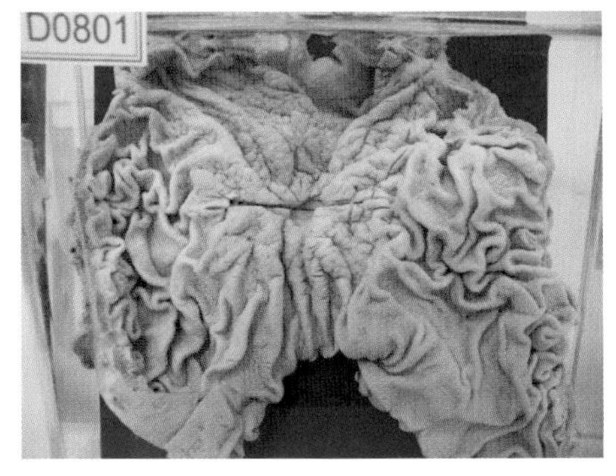


**图 7-2-1　慢性胃溃疡**

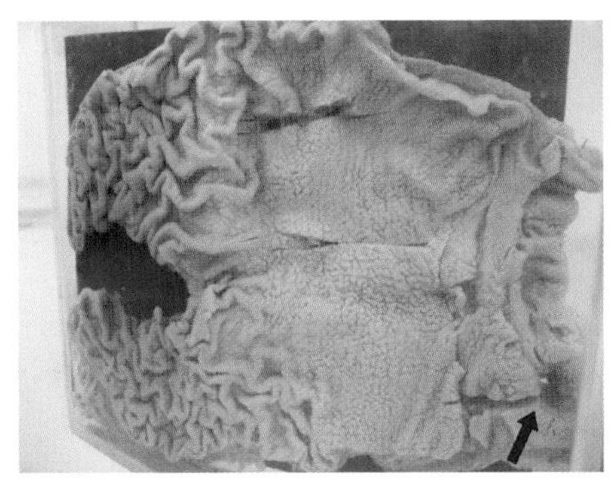

**图 7-2-2　胃溃疡伴穿孔**

D0803. 急性重型肝炎（急性黄色肝萎缩）

观察要点：肝脏体积明显变小、变软，重量减轻，被膜皱缩，表面及切面呈黄色或红褐色（故又称黄色或红色肝萎缩），切面呈海绵状，无光泽（图 7-2-3）。

思考点：急性肝炎、慢性肝炎和重型肝炎的病变有何不同？

D0804. 门脉性肝硬化

观察要点：肝体积缩小、质硬，肝表面及切面见弥漫性结节，结节大小相仿，结节一般呈灰白色，少数呈黄褐色（脂肪变性）或黄绿色（淤胆），结节周围有均匀的纤维分割包绕（图 7-2-4）。

思考点：如何理解肝硬化的概念？

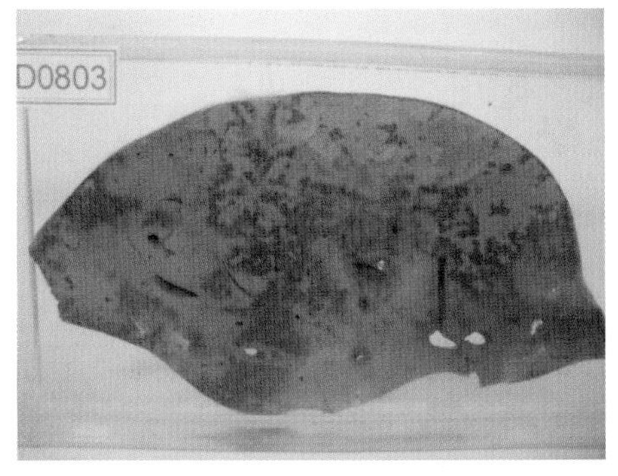


**图 7-2-3　急性重型肝炎**

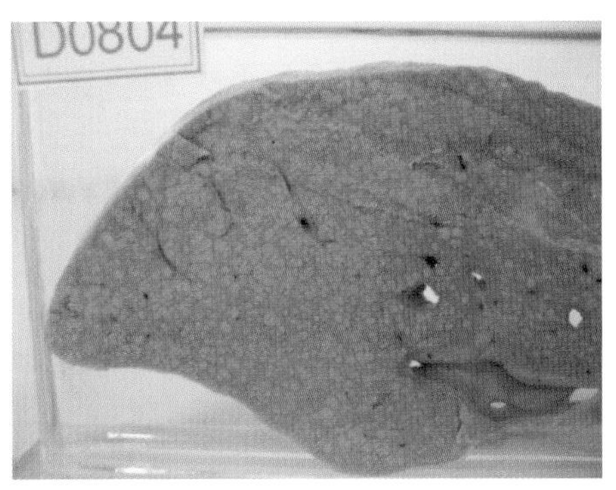


**图 7-2-4　门脉性肝硬化**

D0805. 坏死后性肝硬化

观察要点：肝脏体积缩小，包膜皱缩，重量减轻，质地变硬；肝表面凹凸不平，弥漫分布大小不等、略呈球形的结节；肝切面见大小不等、呈黄褐色的结节，结节之间为宽而不均匀的纤维间隔。

思考点：门脉性肝硬化与坏死后性肝硬化的病变有何不同？

## （二）组织切片

Q0801. 慢性胃溃疡

观察要点：

（1）低倍镜：切片中央有一斜置漏斗形缺损即为溃疡，两侧为正常胃组织。

（2）高倍镜：溃疡底部从内至外由四层结构组成：①炎性渗出层：主要由浅红色的纤维素网及中性粒细胞组成。②坏死层：为深红色、颗粒状无结构的坏死物质。③肉芽组织层：为大量新生的毛细血管和成纤维细胞组成的幼稚的结缔组织，其间有不等量的炎症细胞浸润。④瘢痕组织层：为大量致密的纤维结缔组织，可发生玻璃样变性，其内可见小动脉壁内膜增厚、管腔变窄或血栓形成。

思考点：消化性溃疡呈慢性经过，在镜下变化中如何体现出来？

Q0802. 急性肝炎

观察要点：

（1）低倍镜：肝小叶结构可辨，肝索排列紊乱。

（2）高倍镜：大部分肝细胞体积肿大，肝窦变窄；肿大肝细胞变圆，胞质疏松，染色变淡或胞质稀少、透亮，使整个肝细胞膨大如气球状；细胞核多位于中央区，可见增大及染色变淡。

Q0803. 慢性肝炎

观察要点：

（1）低倍镜：肝细胞变性、坏死较广泛，可见片状及束带状坏死灶。

（2）高倍镜：肝小叶周边的肝细胞坏死，崩解成碎片状（碎片状坏死），界板破坏；两个肝小叶的中央静脉之间或中央静脉与汇管区之间出现互相连接的坏死带（为桥接坏死）。

Q0804. 急性重型肝炎

观察要点：

（1）低倍镜：肝组织广泛坏死，累及肝小叶的大部甚至整个肝小叶，肝小叶周边残留少量的肝细胞。小叶内及汇管区有较多的炎症细胞浸润，肝细胞无明显的再生现象。

（2）高倍镜：肝细胞大片坏死，肝细胞溶解，肝索解离，肝小叶内及汇管区有淋巴细胞及单核细胞浸润，肝窦明显扩张充血甚至出血。

思考点：急性肝炎、慢性肝炎、急性重型肝炎镜下病变有何区别？

Q0805. 门脉性肝硬化

观察要点：

（1）低倍镜：正常的肝小叶结构破坏，肝组织被增生的纤维结缔组织分隔成大小不等、圆形或椭圆形的肝细胞团，即假小叶，假小叶周边围绕着纤维结缔组织间隔。

（2）高倍镜：假小叶内肝细胞排列紊乱，中央静脉缺如、偏位或有两个以上的中央静脉。肝细胞发生变性。假小叶周围包绕着纤维结缔组织隔，其内有增生的小胆管和淋巴细胞浸润。肝细胞及胆管内可有淤胆或胆栓形成。

思考点：镜下假小叶与正常肝小叶的区别是什么？如何理解镜下的病变与门静脉高压的关系？

## 三、思考题

1. 根据胃溃疡的病理形态特点，试考虑可出现哪些并发症。
2. 急性病毒性肝炎引起肝区疼痛、肝肿大、转氨酶升高的病理基础是什么？
3. 肉眼观察如何区别门脉性肝硬化与坏死后性肝硬化？
4. 肝硬化时门静脉高压是怎样形成的？有哪些不良后果？

## 四、病例讨论

王××，男，47 岁，农民。

主诉：水肿、腹胀、肝区疼痛 3 个月，近一周加重。

现病史：患者于四年前罹患肝炎，屡经治疗，反复多次发病。近两年全身疲乏，不能参加劳动，并有下肢水肿，近 3 个月腹部逐渐膨胀，近一周肝区疼痛及腹胀加重。患者食欲不振。大便溏泻，每日 3～4 次，小便量少而黄。

既往史：患者常年嗜酒，除 4 年前罹患肝炎外无其他疾病。

体格检查：面色发黄，巩膜及皮肤轻度黄染，颈部两处有蜘蛛痣，心肺未见异常，腹部胀满，腹围 93 cm，有中等量腹水，腹壁浅静脉曲张，肝脏于肋缘下未触及，脾左肋缘下 1.5 cm。下肢有轻度水肿。

实验室检查：血液红细胞计数 $3.27\times10^{12}$/L；血红蛋白 70 g/L；血清总蛋白 52.3 g/L，球蛋白 28.1 g/L；黄疸指数 18 U；麝香草酚浊度试验 18 U；谷丙转氨酶 102 U。

X 线食管静脉造影提示食管下段静脉曲张；B 超示肝脏密布结节，其中最大者有 4 cm ×4 cm 大小。

（实验室检查正常值：血红细胞计数 $(4.0\sim5.57)\times10^{12}$/L，Hb 120～160 g/L，血清总蛋白 60～80 g/L，白蛋白 35～55 g/L，球蛋白 20～30 g/L，黄疸指数 4～6 U，麝香草酚浊度试验 0～6 U，谷丙转氨酶 2～25 U。）

讨论题：

(1) 根据所学的病理知识诊断患者患什么病？诊断依据是什么？

(2) 简述肝脏主要病理变化及其发展经过。

(3) 为明确诊断还需做哪些检查？

(4) 患者为什么出现腹壁静脉、食管下段静脉曲张，请用病理学知识解释。

(5) 本例患者肝脏可能出现哪些肉眼和镜下改变？

# 项目三
# 呼 吸 系 统

## 任务一 呼吸系统标本观察

### 一、实验目的

(1) 掌握呼吸系统的组成，上、下呼吸道的概念。
(2) 掌握鼻旁窦的名称、开口部位。
(3) 掌握喉的位置、喉软骨的名称及形态、喉腔的分部及结构。
(4) 掌握气管的位置，左、右主支气管的区别。
(5) 掌握肺的位置、形态。
(6) 掌握胸膜、胸膜腔及肋膈隐窝的概念，壁胸膜的分部。
(7) 熟悉纵隔的位置、分部及相关内容。

### 二、实验材料

(1) 呼吸系统概观标本。
(2) 鼻腔矢状切面标本、鼻旁窦及其开口部位标本。
(3) 喉、气管、主支气管、肺、胸膜和纵隔标本。
(4) 口、鼻腔和咽腔的矢状切面模型，喉、气管及支气管、肺和纵隔模型。

### 三、实验步骤

(1) 在活体上观察、辨认鼻根、鼻背、鼻尖、鼻翼和鼻孔。

(2) 观察鼻前庭、固有鼻腔，辨认嗅区和呼吸区的范围；辨认上颌窦、额窦、蝶窦及筛窦的位置和开口。

(3) 观察喉的位置和组成，甲状软骨、环状软骨、杓状软骨和会厌软骨的位置、形态及其连接，弹性圆锥、环甲正中韧带；辨认前庭襞、声襞、喉室；比较前庭裂、声门裂的大小；确认喉前庭、喉中间腔、声门下腔的范围。

(4) 在活体上触摸喉结、甲状软骨上切迹、环状软骨及吞咽时喉的活动。

(5) 观察气管的颈部及毗邻,气管软骨的形态;辨认气管隆嵴的位置;比较左、右主支气管的形态差异。

(6) 观察肺的位置,左、右肺的形态差别。

(7) 观察胸膜的分布、壁胸膜的分部、胸膜顶及肋膈隐窝的位置。

(8) 观察纵隔的境界、分部和各部纵隔的主要结构。

## 四、实验结果与分析

1. 简述左、右主支气管的区别,气管异物易坠入哪一侧。

2. 为什么滴眼药水后,在鼻腔和口腔都能感到有药味?

3. 临床上胸膜腔穿刺时,常选用的穿刺点在何处?穿刺由外向内依次经过哪些解剖结构?

4. 绘出左、右肺的内面观(示肺门)图。

# 任务二　呼吸系统切片观察

## 肺

(1) 实验材料:肺脏切面。

(2) 切片染色:HE 染色。

(3) 实验目的:掌握肺的导气部和呼吸部的组织结构。

(4) 实验内容:

观察点如下。

肉眼观:组织很疏松,呈网眼状。

低倍镜:肺由大量肺泡及各级支气管构成,在切处上它们常被切成各种不同的切面,它们之间连续分支的情况则不易见到,故要根据它们的管径大小及其管壁结构的比较来加以区别。

①肺泡管:管壁上有大量肺泡开口,管壁几乎不存在,仅在肺泡隔的游离端呈结节状膨大,膨大处的表面衬有单层扁平上皮,上皮下有极少量平滑肌纤维。

②肺泡囊:由几个肺泡围成较大的空腔,其壁就是肺泡壁。

③肺泡:在肺实质中可见许多大小不等、形状不规则的空泡状结构。其中单个小的空腔就是肺泡的切面。肺泡由单层扁平或立方上皮组成,在 HE 染色时,上皮分界不易分辨。

④肺泡隔:是肺泡与肺泡之间的结缔组织,其中除了成纤维细胞外,还可见到一种体积比较大的巨噬细胞,当它吞噬尘埃颗粒后,就称为尘细胞,其细胞质内含有大量黑色颗粒。

思考点:

1. 肺导气部包括哪些?其结构与气管有何区别?变化规律如何?有何功能和意义?

2. 试从肺泡的组织结构来说明肺的功能。

3. 何谓气血屏障?其结构包括哪些?

# 任务三　呼吸运动的调节

## 一、实验目的

观察$CO_2$增多、缺$O_2$、增大无效腔、pH值降低及神经因素对呼吸运动的影响。

## 二、实验材料

家兔、哺乳动物手术器械、兔手术台、BL-420生物机能实验系统、蛙心夹、滑轮、杠杆、气管插管、注射器、橡皮管、钠石灰瓶、$CO_2$气囊、纱布、20%氨基甲酸乙酯、3%乳酸、线等。

## 三、实验步骤

### （一）准备工作

**1. 麻醉与固定**

20%氨基甲酸乙酯沿兔耳缘静脉缓慢注射适量麻醉药，至兔角膜反射和屈腿反射基本消失，将兔腹部朝上，四肢和头部用绷带固定于兔台上。

**2. 气管插管**

剪去颈部的兔毛，在喉结下切开颈部正中线皮肤5～7 cm，然后用止血钳逐层分离气管（出血时可用纱布压迫止血或结扎出血处），在气管下穿线备用，用左手拇指和食指捏住切口左侧的皮肤和肌肉，其余三指从皮肤外面略向上顶，便可暴露出与气管平行的血管神经束，仔细识别迷走神经（最粗），分离两侧迷走神经并穿线备用。在喉头下方将气管剪一倒“T”字形切口，插入气管插管结扎固定。

**3. 游离剑突**

剪去胸骨下端剑突部位的毛，沿腹白线向下作约2 cm的切口，剪开该处腹膜、暴露剑突。细心地将剑突表面的腹膜、筋膜及附着于表面的肌肉剥离，露出剑突与骨柄的连接处。用小镊子紧贴骨柄穿过骨柄下方，使其与周围组织分离，撑开一小孔，然后用剪刀剪断剑突与骨柄连接处，最后使剑突完全游离（注意：剥离的范围不宜过大，向上不能超过肺软骨，左右不能露出左右肋弓，以免引起气胸。剪断连接处时避免剪断剑突下面附着的膈肌）。此时可见剑突可随膈肌收缩与舒张而上下移动，然后用穿线的蛙心夹夹住软骨，线的一端通过滑轮系于换能器上再将换能器导线连于BL-420生物机能实验系统上的通道，在BL-420生物机能实验系统软件主界面上选择实验项目→呼吸实验→呼吸运动调节实验模块。

### （二）观察项目

（1）描记正常呼吸运动曲线，暂停、认清曲线的上升支和下降支，分别标记吸气或呼气，认清呼吸深度、频率在曲线上的反映。

（2）增加吸入气中的$CO_2$，将一支气管插管的开口端夹住，另一开口端与$CO_2$气囊的橡皮靠拢并成90°夹角，打开气囊，使$CO_2$慢慢排出，则吸入气中的$CO_2$慢慢增多，观察并描记呼吸运动的变化曲线，然后暂停做标记。

（3）描记对照曲线后造成缺 $O_2$：将气管插管的开口端通过一钠石灰瓶与盛有一定容量空气的小气囊相连，使兔吸气囊内的空气。此时，兔所呼出的 $CO_2$ 被钠石灰吸收，故随呼吸的进行，气囊内的 $O_2$ 便愈来愈少，观察并记录呼吸运动的变化曲线，然后暂停并做标记。

（4）增大无效腔：将气管插管开口端连接一根长约 50 cm 的橡皮管，增大无效腔，观察、描记呼吸运动的变化曲线，暂停并做标记。

（5）注射乳酸：取 5 mL 注射器，由耳缘静脉较快地注入 3％乳酸 2 mL，观察呼吸运动的变化曲线，暂停并做标记。

（6）切断迷走神经：在呼吸平稳条件下，先切断一侧迷走神经，观察呼吸运动的变化，然后再切断另一侧迷走神经，观察呼吸的频率和深度的改变。描记曲线，暂停并做标记。

### （三）剪辑实验结果

实验项目观察后暂停实验，选定所要的实验结果→选“剪辑”（剪刀）→点左键→图形自动移至图形剪辑窗口→用鼠标拉动图形至适当位置→选图形剪辑窗口右下方工具条上的退出按钮（门框）回通道显示窗口→重复剪辑所需的实验结果→整理图形打印。

## 四、注意事项

（1）每次给予动物刺激后，一出现呼吸明显变化描记一段曲线后，立即停止刺激，暂停走纸并做标记，待呼吸恢复平稳后，再进行下一项目。

（2）每一实验项目前后都要求有对照曲线。

（3）耳缘静脉注射乳酸时切勿漏出血管外，以免动物挣扎影响实验，注射时用手压住剑突下的切口及其身体以防挣扎。

## 五、实验结果与分析

粘贴曲线并分析其结果（表 7-3-1）。

表 7-3-1 实验结果与分析

| 实验项目 | | 分析 |
|---|---|---|
| 正常 | | |
| $CO_2$ 吸入增多 | | |
| 缺 $O_2$ | | |
| 增大无效腔 | | |
| 注射乳酸 | | |
| 切断迷走神经 | 一侧 | |
| | 双侧 | |
| 结论 | | |

# 任务四　呼吸系统常见病理切片和标本

## 一、目的要求

(1) 掌握大叶性肺炎、小叶性肺炎和间质性肺炎的病变特点，并比较三种肺炎的异同。

(2) 熟悉支气管扩张与肺气肿病变特点及其与慢性支气管炎之间的相互关系。

## 二、实验内容

呼吸系统常见病理切片和标本见表 7-3-2。

表 7-3-2　呼吸系统常见病理切片和标本

| 大体标本 | 组织切片 |
|---|---|
| D0701. 大叶性肺炎(红色肝样变期) | Q0701. 慢性支气管炎 |
| D0702. 大叶性肺炎(灰色肝样变期) | Q0702. 大叶性肺炎 |
| D0703. 小叶性肺炎 | Q0703. 小叶性肺炎 |
| D0704. 矽肺 | Q0704. 间质性肺炎 |

### (一) 大体标本

D0701. 大叶性肺炎(红色肝样变期)

观察要点：肺脏体积增大，质地较实，呈暗红色。

D0702. 大叶性肺炎(灰色肝样变期)

观察要点：肺脏体积增大，呈灰色，干燥，质实如肝；病变部位脏层胸膜有炎症反应，见有纤维素附着，病变肺叶切面海绵状外观消失，实变，灰色，呈细颗粒状(图 7-3-1)。

思考点：红色肝样变期与灰色肝样变期肺大体形态的区别点是什么？

D0703. 小叶性肺炎

观察要点：肺表面及切面均可见许多散在分布的实变病灶，呈灰黄色或灰白色，病灶大小为 0.5～1 cm，以下叶及背侧部为多，病灶中心可见细小支气管，病灶之间肺泡扩张(图 7-3-2)。

思考点：小叶性肺炎的大体病变特点是什么？

D0704. 矽肺(硅肺)

观察要点：肺组织明显纤维化，弹性差。两肺布满灰白色粟粒大小的矽结节，矽结节坚硬，触之有砂粒样感，边界清楚，因其周围常有炭末沉积，而呈黑色，结节可互相融合，大如绿豆或黄豆，或形成团块状。胸膜广泛增厚。

### (二) 组织切片

Q0701. 慢性支气管炎

观察要点：

(1) 低倍镜：肺组织基本结构尚存，细小支气管内可见分泌物潴留。

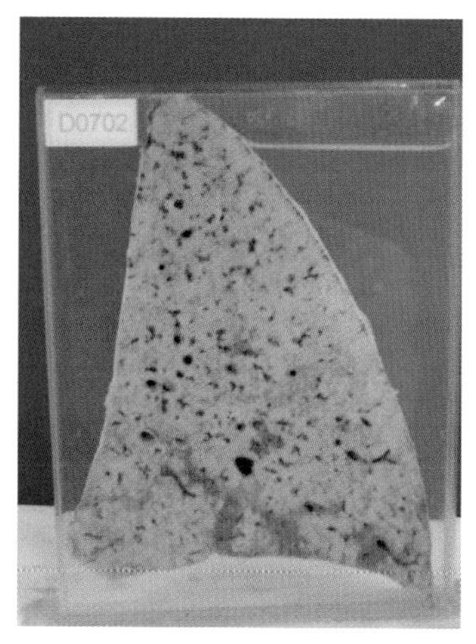

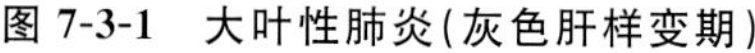

图 7-3-1 大叶性肺炎(灰色肝样变期)

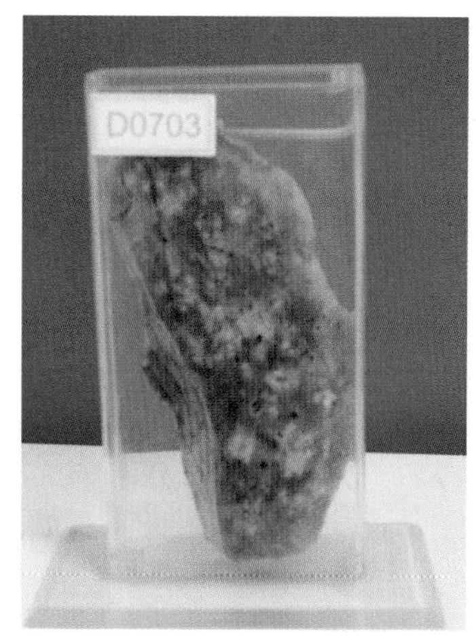


图 7-3-2 小叶性肺炎

(2) 高倍镜:支气管黏膜上皮脱落,部分区域可见鳞状上皮化生;黏膜上皮杯状细胞增多,固有层内黏液腺肥大增生;支气管壁炎性充血、水肿,淋巴细胞、浆细胞浸润。

思考点:慢性支气管炎的病变可引起哪些临床表现?

Q0702. 大叶性肺炎

观察要点:

(1) 低倍镜:肺组织结构存在,所有肺泡腔内均见炎性渗出物,无正常肺泡;肺泡壁变窄,其内毛细血管受压,呈贫血状态。

(2) 高倍镜:肺泡腔内渗出物主要是中性粒细胞和红染的细网状的纤维蛋白;有的纤维蛋白通过肺泡间孔相连;肺泡腔内渗出物较多者,肺泡壁变窄,其内毛细血管受压,呈贫血状态;在与肺泡紧密连接的胸膜处可见纤维蛋白被肉芽组织代替(这种现象叫什么?)。

思考点:镜下所观察到的病变是大叶性肺炎哪一期?请从该片镜下改变解释大叶性肺炎的肉眼特点。

Q0703. 小叶性肺炎

观察要点:

(1) 低倍镜:病变呈灶状分布,病灶中可见细支气管及周围肺组织均充满炎性渗出物,部分肺泡呈代偿性肺气肿改变(肺泡腔明显扩大)。

(2) 高倍镜:病灶中少数细支气管黏膜上皮已被损坏,并脱落至管腔中,其中可见大量中性粒细胞,周围肺泡腔内也充满中性粒细胞,肺泡壁毛细血管扩张充血、水肿。

思考点:小叶性肺炎的病变属于哪一种炎症病变?

Q0704. 间质性肺炎

观察要点:

(1) 低倍镜:肺泡壁明显增厚,部分肺泡腔内可见少量渗出物。

(2) 高倍镜:肺泡壁和肺小叶间隔血管扩张充血,有较多的淋巴细胞、单核细胞等炎症细胞浸润,肺泡壁明显增厚,部分肺泡腔内可见少量的浆液、单核细胞渗出。

思考点:大叶性肺炎、小叶性肺炎与间质性肺炎镜下改变有何区别?

## 三、思考题

1. 大叶性肺炎各期病理变化与临床表现的关系如何?
2. 小叶性肺炎和大叶性肺炎在病理形态及临床表现上有何异同?
3. 慢性支气管炎的主要病理变化有哪些?
4. 肺源性心脏病的发病机制是什么?

## 四、病例讨论

病人张某有慢性支气管炎病史,入冬以来常有气喘、头痛、头胀,稍有活动,气喘加重并伴有心慌。近日来上述症状明显加重,精神欠佳,自觉心烦意乱,发作时病人从自备氧气袋吸几口氧,并到卫生所注射一支镇静剂之后,气喘虽缓解,但呼吸变慢,遂入院求治。

入院检查神志淡漠,皮肤温热、红润,桶状胸,右心界扩大,$P_2$音亢进(肺动脉高压)。下午值班护士发现病人意识模糊,即报告医生,测动脉 $PO_2$ 40 mmHg、$PCO_2$ 80 mmHg,经给氧和注射呼吸兴奋剂后病情缓解,继续住院治疗。

讨论:

1. 病人出现一系列症状、体征的病理基础。
2. 你认为医生是怎样给氧才使病人病情缓解的? 为什么?

# 项目四
# 泌 尿 系 统

## 任务一　泌尿系统标本观察

### 一、实验目的

(1) 掌握泌尿系统的组成和功能。

(2) 掌握肾的形态和位置；熟悉肾的构造和被膜。

(3) 掌握输尿管的位置、分部和狭窄。

(4) 掌握膀胱的形态和位置，膀胱三角的位置；了解膀胱与腹膜的位置关系。

(5) 熟悉女性尿道的特点及开口。

### 二、实验材料

(1) 男、女性泌尿系统概观标本。

(2) 腹后壁标本或模型(示肾及输尿管)。

(3) 离体肾及肾的剖面标本或模型、离体膀胱标本。

(4) 男、女性盆腔正中矢状切面标本和模型。

### 三、实验步骤

(1) 观察肾的位置、形态和毗邻，肾与第 12 肋的位置关系；观察肾门的位置及进出肾门的结构，肾窦的位置及其内容物。

(2) 在肾的剖面标本上辨认肾锥体、肾柱、肾乳头、肾小盏、肾大盏、肾盂。

(3) 观察肾被膜的分层及三者的关系。

(4) 观察输尿管行程、分部和狭窄，注意与输尿管交叉的结构。

(5) 观察膀胱的位置、形态、分部和毗邻，辨认输尿管口和尿道内口；观察膀胱黏膜的特点，辨认膀胱三角。

(6) 观察女性尿道的位置、起始、形态特点，辨认尿道外口的位置。

## 四、实验结果与分析

1. 肾小盏的结石排出体外需经哪些结构?
2. 输尿管的三狭窄各位于何处?

# 任务二　泌尿系统切片观察

(1) 实验材料:人的肾脏切面。

(2) 切片染色:HE 染色。

(3) 实验目的:掌握肾脏的组织结构,特别是肾单位各部分的结构特征。

(4) 实验内容:

观察点如下。

低倍镜:首先认出肾实质中的皮质、髓质和髓放线。皮质着色较红,主要有肾小体、近曲小管和远曲小管分布。髓质着色较浅,其内无肾小体,主要有集合管、远端小管直部及细段的断面。髓质的条纹呈辐射状延伸入皮质,称髓放线,其中主要有近端小管直部、远端小管直部和集合管。

皮质有关内容如下。

(1) 肾小体:由肾小囊和血管球组成。

①肾小囊:分壁层和脏层。壁层由单层扁平上皮构成,易于观察。脏层细胞(足细胞)包绕于每根毛细血管外,在 HE 染色切片上,内皮细胞与脏层细胞不易区别。

②血管球:由毛细血管网组成,其中除内皮和肾囊脏层细胞外,还有少量结缔组织细胞,但难以辨认,可参考电镜照片。

(2) 近曲小管:位于肾小体附近,在断面上腔小而不规则,细胞呈锥体形,界限不清,胞质嗜酸性,细胞的游离面有刷状缘,但由于制作过程中刷状缘易被破坏,故不易见到。在细胞的基部有纵纹。在切面上近曲小管的胞核较少。

(3) 远曲小管:亦位于肾小体附近,其断面管腔较大,细胞呈立方形,胞质染色较浅,细胞分界较近曲小管清楚,切面上胞核数量较多。

思考点:

1. 何谓肾单位? 它包括哪些?
2. 肾小体的结构及功能有哪些?
3. 近端小管的结构与重吸收的关系是什么?
4. 远端小管的结构与功能有哪些?
5. 近端小管与远端小管在切片上的区别是什么?
6. 试述近血管球复合体的组成及各成分的结构和功能。

# 任务三　泌尿系统常见病理切片和标本

## 一、目的要求

(1) 掌握肾小球肾炎主要病理类型的病变特点,并分析它与可能出现的临床症状之间的联系。

(2) 掌握急、慢性肾盂肾炎的病变特点、发展经过及临床病理联系。

## 二、实验内容

实验内容见表 7-4-1。

**表 7-4-1　泌尿系统常见病理切片和标本**

| 大体标本 | 组织切片 |
|---|---|
| D0901. 慢性肾小球肾炎 | Q0901. 急性肾小球肾炎 |
| D0902. 大白肾 | Q0902. 慢性肾小球肾炎 |
| D0903. 急性肾盂肾炎 | Q0903. 肾盂肾炎 |
| D0904. 慢性肾盂肾炎 | |

### (一) 大体标本

D0901. 慢性肾小球肾炎(颗粒性固缩肾)

观察要点:肾脏明显缩小,重量减轻,质地变硬,表面粗糙,呈弥漫性细颗粒突起,色苍白,被膜不易剥离。切面皮质变薄,皮髓质分界模糊(图 7-4-1)。

思考点:慢性肾小球肾炎的结局如何?

D0902. 大白肾

观察要点:肾脏体积增大,肾脏表面、切面呈灰白色;皮质增厚,皮髓质分界比较模糊,皮质纹理不清(图 7-4-2)。

思考点:哪些病理类型肾小球肾炎的大体改变可表现为大白肾?

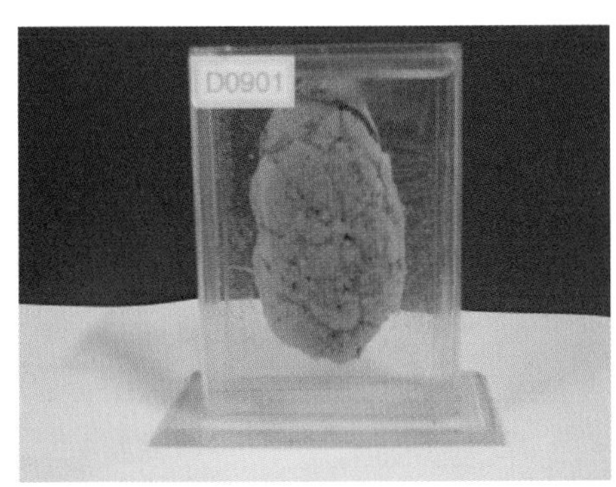


图 7-4-1　慢性肾小球肾炎

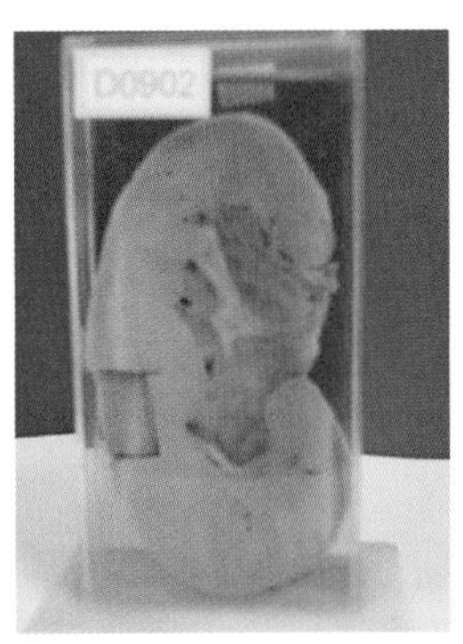


图 7-4-2　大白肾

D0903. 急性肾盂肾炎

观察要点：肾脏体积增大，表面充血；有多发性病灶（大小？颜色？）；切面肾盂、肾盏扩张，黏膜稍粗糙，肾组织内有多个不规则的灰黄色的化脓性病灶。

思考点：根据此标本，推测其可能出现的临床表现。

D0904. 慢性肾盂肾炎

观察要点：肾脏体积缩小，表面有不规则的凹陷性瘢痕，切面肾组织变薄，皮髓质分界不清楚，肾盂黏膜粗糙，肾盂扩大、变形（图 7-4-3）。

思考点：请分析产生这种肉眼形态特点的机制。

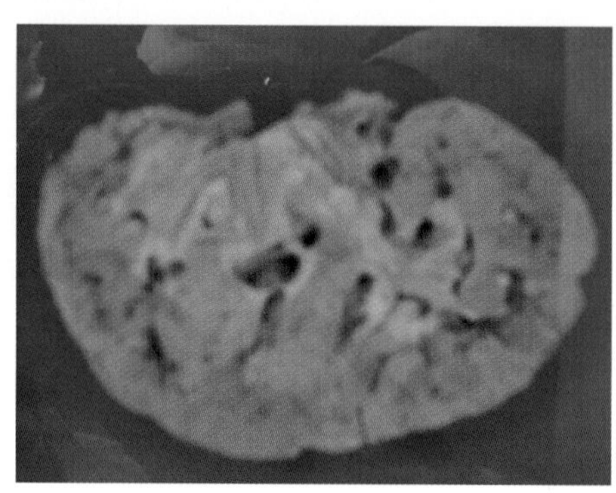

**图 7-4-3 慢性肾盂肾炎**

### （二）组织切片

Q0901. 急性肾小球肾炎

观察要点：

（1）低倍镜：病变累及大多数肾小球，肾小球体积增大，肾小球内细胞数目增多，肾间质充血及炎症细胞浸润。

（2）高倍镜：肾小球内主要是毛细血管内皮细胞及系膜细胞增生，毛细血管腔狭窄甚至闭塞，有少量的中性粒细胞及单核细胞浸润。肾小管上皮细胞肿胀，发生细胞水肿，部分肾小管腔内可见蛋白及白细胞管型。肾间质毛细血管扩张、充血及炎症细胞浸润。

思考点：根据镜下所见，判断其可能出现的临床表现。

Q0902. 慢性肾小球肾炎

观察要点：

（1）低倍镜：大多数肾小球发生纤维化与玻璃样变性，病变的肾小球相对集中；部分肾小球发生代偿性肥大，所属的肾小管也发生扩张。

（2）高倍镜：病变的肾小球发生纤维化与玻璃样变性，所属的肾小管萎缩、纤维化或消失。部分肾小球发生代偿性肥大，所属的肾小管扩张，腔内可见各种管型；肾间质内纤维组织增生伴大量的淋巴细胞浸润，间质内细动脉的管壁增厚，玻璃样变性，管腔狭窄。

思考点：

（1）根据镜下改变，推测慢性肾小球肾炎肾脏的肉眼改变。

（2）根据镜下所见，推测其可能出现的临床表现。

Q0903.急性肾盂肾炎

观察要点：

（1）低倍镜：肾盂黏膜充血、水肿，大量炎症细胞浸润，肾组织中见许多炎症病灶，充血明显。

（2）高倍镜：肾盂黏膜充血、水肿，大量中性粒细胞浸润。肾间质中大量中性粒细胞浸润，形成小脓肿，有些脓肿破入肾小管腔内，许多肾小管腔内积聚有大量的脓细胞、坏死组织碎片、细菌和菌落。肾间质明显充血，大量中性粒细胞浸润。

思考点：根据急性肾小球肾炎与急性肾盂肾炎镜下病变的不同，推测这两种疾病临床表现的不同。

## 三、思考题

1. 急性肾小球肾炎病人出现少尿、血尿，水肿，高血压的病理基础是什么？
2. 慢性肾小球肾炎如何引起水肿、高血压、尿的变化？
3. 肾小球肾炎与肾盂肾炎有何不同？

## 四、病例讨论

王某，男，18岁，于三周前感咽痛，诊断为咽喉炎，治疗后不久即愈，但近三日来感头昏、尿少、尿色红、伴水肿，入院检查BP 180/120 mmHg，尿中蛋白（＋＋），红细胞（＋＋＋），正在治疗中。

请根据上述病情做出诊断，并解释其临床表现。

# 项目五
# 生殖系统

## 任务一　生殖系统标本观察

### 一、实验目的

（1）掌握男性内、外生殖器的组成。

（2）掌握睾丸的位置、形态、结构，附睾的形态、位置和功能。

（3）掌握输精管的形态特点及分部，精索的位置和构成，射精管的形成、穿经结构及开口部位。

（4）熟悉前列腺的形态、位置及穿经结构，了解精囊腺和尿道球腺的位置、形态。

（5）了解阴囊及阴茎的形态结构，掌握男性尿道的分部及形态特点。

（6）掌握女性内、外生殖器的组成，卵巢的形态、位置；了解其固定装置。

（7）掌握输卵管的位置、形态、分部，子宫的形态、分部、位置及固定装置。

（8）了解乳房的形态和构造，熟悉会阴的概念及分区。

### 二、实验材料

（1）男、女性生殖系统概观标本。

（2）男、女性盆腔正中矢状切面标本和模型。

（3）离体男性生殖器标本和模型，睾丸切面标本；阴囊层次和阴茎结构标本。

（4）离体女性生殖器标本和模型，女外生殖器标本。

（5）乳房及男、女会阴标本和模型。

### 三、实验内容

（1）在男性和女性生殖器标本或模型上观察男、女生殖系统的组成。

（2）观察睾丸和附睾的位置、形态、结构及睾丸鞘膜的脏层和壁层，前列腺、精囊腺、尿道球腺的位置和形态。

（3）观察输精管的行程、分部，辨认男性尿道的分部、弯曲和狭窄。

(4) 观察精索的位置和构成,阴茎、阴囊的形态和结构。

(5) 观察卵巢的位置和形态,输卵管的位置、分部,各部输卵管结构的特点。

(6) 观察子宫的位置、形态和分部,观察子宫腔、子宫韧带。

(7) 观察阴道的位置、形态、毗邻,阴道穹与直肠子宫陷凹的关系。

(8) 观察乳头、乳晕、输乳管的排列方向、乳房悬韧带的形态特点,观察会阴的范围、狭义会阴的位置和会阴的穿经结构。

## 四、实验结果与分析

1. 简述精子的产生及排出途径。
2. 简述子宫的位置、形态和分部。

# 任务二 生殖系统切片观察

## 一、睾丸

(1) 实验材料:睾丸切面。

(2) 切片染色:HE 染色。

(3) 实验目的:掌握睾丸的微细结构以及精子在睾丸内的生成过程。

(4) 实验内容:

观察点如下。

低倍镜:睾丸表面有单层扁平上皮,此为鞘膜。鞘膜之下的致密结缔组织为白膜。白膜内面是富含血管的结缔组织。睾丸后上方的白膜增厚的部分,称睾丸纵隔。睾丸实质内可见各种切面的精曲小管。

高倍镜:

①精曲小管:选择结构较清楚的精曲小管进行观察。精曲小管周围被以基膜、类肌细胞和结缔组织,管壁由支持细胞和各级生精细胞组成。注意各级生精细胞的排列层次。

a. 精原细胞:贴近基膜,体积较小。核圆形或卵圆形,染色较深,有时可见有丝分裂。

b. 初级精母细胞:在精原细胞的内侧,细胞体积较大,细胞多处于成熟分裂前期,核常呈丝球状。

c. 次级精母细胞:在初级精母细胞的内侧。形态与初级精母细胞相似而略小。由于存在时间短,切片上不易找到。

d. 精子细胞:位于精母细胞的内侧,靠近管腔。细胞圆形,体积小,核染色深。因为处于不同的变态阶段,有的细胞形态不规则,逐步从圆形的细胞变为蝌蚪状的精子。

e. 精子:靠近管腔,其头部朝向基膜,尾部向着管腔。头部呈深蓝色小点状,尾部常被切断,不能见到精子的全貌。

f. 支持细胞:分散在生精细胞之间。整个细胞轮廓不清楚。可见椭圆形或三角形的细胞核,染色浅,核仁明显。

②睾丸间质：位于精曲小管之间，内有富含血管的结缔组织，并可见成群分布的圆形或椭圆形的睾丸间质细胞。细胞体积较大，核圆，染色淡，常偏于细胞的一侧。胞质嗜酸性。

思考点：

1. 睾丸的结构功能。
2. 精子发生的过程及各级生精细胞的特征。
3. 支持细胞的结构和功能。
4. 精子离开睾丸后经过哪些管道才能排出体外？这些管道的结构有些什么特点？

## 二、卵巢

(1) 实验材料：卵巢切面。

(2) 切片染色：HE染色。

(3) 实验目的：掌握卵巢的组织结构，各级卵泡、黄体及闭锁卵泡的结构特征。

(4) 实验内容：

观察点如下。

卵巢表面被覆着一层立方上皮。上皮下为薄层的致密结缔组织，称白膜。白膜下为卵巢的皮质，其中可见各种不同发育阶段的卵泡；髓质范围狭小，位于中央，由疏松结缔组织组成，内有丰富的血管与神经。

①原始卵泡：位于白膜下，数量多，体积小。中央是一个大而圆的初级卵母细胞。核圆形，染色浅，核仁明显。初级卵母细胞周围有一层扁平的卵泡细胞。

②初级卵泡：随着卵泡的发育生长，其形态结构演变如下。

a. 初级卵母细胞亦增大。

b. 初级卵母细胞周围逐渐出现粉红色均质状的透明带。

c. 卵泡细胞由单层扁平渐变成立方，而后变成复层。

③次级卵泡：形态结构演变如下。

a. 卵泡细胞之间出现大小不等的腔隙，有的已合并扩大成为卵泡腔，卵丘逐渐突入卵泡腔。

b. 透明带周围出现放射冠。

c. 围绕卵泡周围的结缔组织形成卵泡膜，分内、外两层，内层比较疏松，有血管和细胞，外层纤维较多。

④成熟卵泡：结构与晚期生长卵泡相似，但体积增大，向卵巢表面隆起。因成熟与排卵时间十分接近，故切片中往往见不到成熟卵泡。

注意：在切片中，初级卵母细胞的核常未切到。又由于切片经卵泡的部位不同，可能卵丘未切到，只能看到中空的卵泡；如果卵泡腔未切到，则只能看到一群卵泡细胞团。

⑤黄体：有的卵巢实质内可见体积较大、密集成团的黄体。黄体由许多多边形黄体细胞组成，细胞体积较大且含有许多类脂颗粒，由于类脂颗粒在切片制作过程中被溶解，故呈空泡状。黄体中血管丰富。

思考点：

1. 试述卵泡的发育、成熟、排卵及黄体的形成和退化。
2. 试述卵巢的内分泌功能。
3. 什么是子宫内膜的月经周期？试述每期的时间、内膜结构及与卵巢的关系。
4. 试述丘脑下部-脑垂体、卵巢、子宫内膜周期性变化的神经内分泌调节。

# 项目六
# 血　　液

## 任务一　血液切片观察

(1) 实验材料:人的血液涂片。

(2) 切片染色:瑞特(Wright)染色。

(3) 实验目的:掌握血液内有形成分的形态,区分各种血细胞。

(4) 实验内容:

观察点如下。

肉眼观:血液涂片并不完全均匀,其始端较厚;末端太薄,且细胞常被破坏,应选择中部进行观察,该处呈淡红色,薄而均匀。

低倍镜:血细胞均匀地布满视野。大部分为红细胞,其间夹有少数蓝色小点,为白细胞的核。在载玻片上加一小滴油,换油镜观察。

油镜:有顺序地移动载玻片,仔细观察下列细胞。

①红细胞:在血涂片中占大部分,是一种小而圆的无核细胞,胞质嗜酸性,呈红色。由于红细胞呈双凹圆盘形,故细胞边缘染色较深,中央染色浅。

②白细胞:白细胞有细胞核而容易与红细胞区别,数量比红细胞少得多,散在分布。

a. 中性粒细胞:数目较多,比红细胞略大。细胞核分 2～5 叶不等,叶间有细丝相连。核染色深,染色质呈块状。胞质内充满着细小紫红色的嗜中性特殊颗粒。

b. 嗜酸性粒细胞:数目较少,在血液涂片上更不易找到。细胞核常分 2 叶,呈八字形。胞质中充满粗大、均匀的橘红色的嗜酸性特殊颗粒。

c. 嗜碱性粒细胞:数目最少,在涂片上更不易找到。胞体大小和中性粒细胞差不多。核呈不规则形,色略淡。胞质中有大小不等、分布不均的深蓝色嗜碱性特殊颗粒,颗粒往往将核遮盖。

d. 淋巴细胞:胞质中无特殊颗粒。胞体有大有小,以小淋巴细胞居多,其大小和红细胞相似,细胞核大而圆,呈深紫色。胞质少,呈天蓝色,仅在核周围有薄薄一圈,胞质内可含有嗜天青颗粒。

e. 单核细胞:数目不多,在涂片中较难找到。其是血液中最大的细胞。核肾形或马蹄形，染色浅，染色质呈细网状。胞质丰富，呈灰蓝色，并含有嗜天青颗粒。

思考点：

1. 血液有形成分包括哪些？
2. 试述红细胞的数量、大小、形态结构及功能。
3. 试述白细胞的数量、分类、大小、形态结构及功能。
4. 试述血小板的数量、形态结构及功能。

# 任务二　ABO 血型鉴定

## 一、实验目的

了解 ABO 血型系统的分型依据及血型鉴定方法，观察红细胞的凝集现象。

## 二、实验材料

人血，采血针，人类标准 A、B 型血清，双凹玻片、滴管，消毒竹签、酒精棉球、消毒干棉球，显微镜等。

## 三、实验步骤

(1) 取一双凹玻片，凹面向上，在玻片两角分别标上 A、B 标记。

(2) 分别将标准抗 A 血清与标准抗 B 血清各滴一滴在玻片的 A、B 两侧凹面上。

(3) 75%酒精棉球消毒左手无名指端，用采血针刺破皮肤，将血挤出，用消毒竹签一端采一滴血，与玻片的一侧标准血清混匀；再挤一滴血，用竹签的另一端采集一滴血与玻片的另一侧标准血清混匀。

(4) 静置 10～15 min 后用肉眼观察红细胞有无凝集现象，如无凝集现象，可再静置 15 min，或在显微镜下观察。根据凝集现象可判定受试者血型(图 7-6-1)。

(5) 区分红细胞凝集与红细胞叠连。轻轻晃动玻片，若红细胞可散开表明是叠连现象，若红细胞不能散开并有凝血块或凝集颗粒(沙状)表明是凝集现象，若呈均匀的粉末状，表明不凝集(＋表示凝集；－表示不凝集)。

## 四、注意事项

(1) 竹签的一端用于接触抗 A 抗体，另一端用于接触抗 B 抗体，不能混用，且不要用力搅拌，以免影响结果的观察。

(2) 每个人专用一根采血针，不能混用。

(3) 加入血清中的血量应适当，不可过多或过少，以免出现误差。

(4) 肉眼看不清凝集现象时，应在低倍镜下观察。

## 五、实验结果与分析

ABO 血型鉴定实验结果与分析见表 7-6-1。

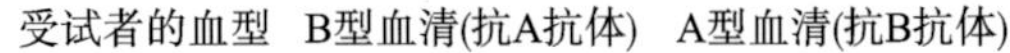


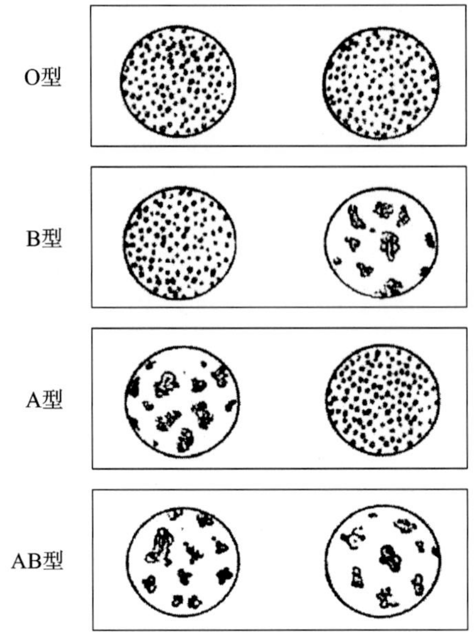


图 7-6-1 ABO 血型鉴定

表 7-6-1 ABO 血型鉴定实验结果与分析

| 姓名 | 凝集现象 | | 分析判断 |
|---|---|---|---|
| | B 型标准血清(抗 A 抗体) | A 型标准血清(抗 B 抗体) | |
| | | | |

注:+表示凝集;-表示不凝集。

# 任务三 红细胞渗透脆性试验

## 一、实验目的

学习测定红细胞渗透脆性的方法,并了解细胞外液的渗透压对维持细胞正常形态和功能的重要性。

## 二、实验材料

人或者家兔,试管架,小试管 6 支,2 mL 吸管 3 支,消毒的 2 mL 注射器及 8 号针头,棉签,1%NaCl 溶液,蒸馏水,75%酒精,4%碘酒,采血针等。

## 三、实验步骤

(1) 消毒无名指,针刺取血,立即依次向 6 支试管内各加 1 滴血液(用无名指堵住试管管口,将血洗入低渗 NaCl 溶液中),轻轻颠倒混匀,切勿用力振荡,静置于试管架上。

(2) 30 min 后,观察各管混合液的现象。

## 四、注意事项

(1) 在光线明亮处进行观察。

(2) 各管加血量应相同,加血时持针角度应一致。

(3) 血液滴入试管后,立即轻轻混匀,避免血液凝固和假象溶血。

## 五、实验结果与分析

(1) 如果试管内液体下层呈混浊红色,上层呈无色透明,说明红细胞不溶血。

(2) 如果试管内液体下层呈混浊红色,而上层出现透明红色,表示部分红细胞破裂,称为不完全溶血。

(3) 如果试管内液体完全变成透明红色,说明红细胞全部破裂,称为完全溶血。此时该溶液浓度即为红细胞最大抵抗力。

(4) 记录红细胞脆性范围,即最小抵抗力时的溶液浓度和最大抵抗力时的溶液浓度。

将实验结果填入表 7-6-2 内,“—”表示不溶血,“+”表示完全溶血,“±”表示不完全溶血。

**表 7-6-2 低渗 NaCl 溶液的配制及浓度**

| 试管号 / 试剂 | 1 | 2 | 3 | 4 | 5 | 6 |
|---|---|---|---|---|---|---|
| 1%NaCl 溶液浓度/(%) | 0.55 | 0.50 | 0.45 | 0.40 | 0.35 | 0.30 |
| 现象 | | | | | | |
| 分析 | | | | | | |

# 任务四 影响血液凝固的因素

## 一、实验目的

以血液凝固时间作为指标,了解影响血液凝固的因素,加深对生理止血过程,以及加速或延缓血液凝固因素的理解。学习一种测定血液凝固时间的方法。

## 二、实验材料

家兔、兔手术台、手术器械、玻璃分针、气管插管、动脉插管、动脉夹、缝线、5 mL 小试管及试管架、40 ℃恒温水浴箱、冰块、250 μL 微量移液器。脑组织浸出液 5 mL、细纱布少许,玻棒、1%柠檬酸钠溶液、2%$CaCl_2$ 溶液、25%氨基甲酸乙酯溶液等。

## 三、实验步骤

### 1. 麻醉与固定

用 25%氨基甲酸乙酯溶液,按每千克体重 1 g 剂量(4 mL/kg)经兔耳缘静脉注射,待动物麻醉后，仰卧位固定在兔手术台上。

**2. 手术**

剪去颈前部兔毛，于颈部正中切开皮肤约 7 cm。用止血钳分离皮下组织，暴露胸骨舌骨肌。沿正中线分开肌肉可暴露出气管，并继续沿气管两侧分离结缔组织使气管游离。然后用拇指和食指捏住气管上的肌肉和外翻皮肤，用另外三个手指在皮外将外翻的组织抬起。此时，可在气管外侧见到神经血管丛。丛内包含颈总动脉、迷走神经、交感神经、减压神经。在外翻而抬起的组织上可以仔细区别三根神经的粗细：迷走神经最粗，交感神经次之，减压神经最细。

**3. 气管插管**

在游离气管下穿过一粗缚线。在喉头下 2～3 cm 处两软骨环间横向切开气管前壁，再用剪刀向头端剪一纵向短切口，使切口呈倒"T"形，提起缚线，将气管插管插入气管腔内，用缚线固定，并将缚线绕插管分叉处打结，以免滑脱。

**4. 颈动脉插管**

尽可能长地分离一侧颈总动脉，在其下方穿两根丝线，其中一根在远心端结扎动脉，用动脉夹夹住动脉的近心端，在结扎线与动脉夹之间的动脉长度越长越好，一般至少有3 cm。将另一条丝线置于此段动脉下方以备插管插入后结扎用。用锐利的眼科剪刀在尽可能靠远心端结扎处作一斜行切口，约切开管径的一半，然后将动脉插管（或细塑料导管）向心脏方向插入血管，用已穿好的丝线结扎牢固，以防插管从动脉切口滑出。

**5. 观察项目**

（1）取 7 个试管（5 mL）按表 7-6-3 顺序标号，放置在试管架上，并准备好各试管中所要求的不同条件和药品。

（2）打开兔颈总动脉夹，兔动脉血很快由动脉插管流出，弃去第一份 1 mL 的血后，向每个试管注入 1 mL 兔血。

（3）各试管血液凝固的记录方法：自血液流出动脉插管起计时，将装血的试管分别用拇指堵住管口倒转一次，使试管内容物与血液相混合。第 4 管用竹签搅动，一直至将纤维蛋白缠绕在竹签上为止。该管去纤维蛋白的血液将不会发生凝固。其他各管均自血液取出时起，每 10 s 将试管倾斜一次，观察血液是否流动，直至管中血液不再流动（即已凝固）为止，并记录时间。以第 1 管血液的凝固为对照，与其他各管凝固所需的时间相比，判断血液凝固是被加速还是被延缓。

（4）最后在第 7 管内加入 2％$CaCl_2$ 溶液 2 滴，观察此管内的血液是否再凝固。

**表 7-6-3 试管顺序**

| 试管号 | 实验条件 |
| --- | --- |
| 1 | 室温 |
| 2 | 脑组织浸出液 0.1 mL |
| 3 | 细纱布少许 |
| 4 | 用玻棒搅拌 |
| 5 | 加温（置于 40 ℃恒温水浴箱） |

续表

| 试管号 | 实验条件 |
| --- | --- |
| 6 | 降温(置于有冰块的小烧杯中) |
| 7 | 加入1%柠檬酸钠溶液0.1 mL |
| | 向试管7加入2% $CaCl_2$ 溶液2滴 |

## 四、注意事项

(1) 拿试管时用拇指、食指捏住试管上端,不要握住试管的底部,以免手的温度影响结果。

(2) 实验前做好分工,严格控制各试管的条件。

(3) 采血的过程尽量要快,以减少计时的误差。对比实验的采血要紧接着进行。

(4) 判断凝血的标准要力求一致。一般以倾斜试管达45°时,试管内血液不见流动为准。

(5) 每支试管口径大小及采血量要相对一致,不可相差太大。

## 五、实验结果与分析

实验结果与分析见表7-6-4。

**表7-6-4 影响血液凝固的因素**

| 试管号 | 实验条件 | 血液凝固时间/min | 结果分析 |
| --- | --- | --- | --- |
| 1 | 室温 | | |
| 2 | 脑组织浸出液0.1 mL | | |
| 3 | 细纱布少许 | | |
| 4 | 用玻棒搅拌 | | |
| 5 | 加温(置于40 ℃恒温水浴箱) | | |
| 6 | 降温(置于有冰块的小烧杯中) | | |
| 7 | 加入1%柠檬酸钠溶液0.1 mL | | |
| | 向试管7加入2% $CaCl_2$ 溶液2滴 | | |

附:

兔脑组织液的制备:将兔处死后,用手术器件取头并剥离出脑组织,称重量,放入研钵中,按1 g脑组织加入10 mL生理盐水的标准加入生理盐水,研磨均匀后离心10 min(2000 r/min),取上清液即成脑组织浸出液。

# 项目七
# 脉管系统

## 任务一　脉管系统标本观察

### 一、实验目的

（1）掌握心的位置、外部形态和内部结构，冠状动脉的分支分布，心的体表投影；熟悉心的毗邻、心的传导系统和心的静脉。

（2）掌握主动脉的起止、行程、分部及其主要分支。

（3）掌握颈总动脉、锁骨下动脉、腹主动脉、髂内动脉和髂外动脉的行程及主要分支。

（4）掌握腋动脉、肱动脉、尺动脉、桡动脉、股动脉、腘动脉、胫前动脉、胫后动脉的行程与分布，熟悉腹腔干、肠系膜上动脉、肠系膜下动脉的分支和分布。

（5）掌握头颈部、上肢和下肢的摸脉点及压迫止血点。

（6）掌握上、下腔静脉系统的组成和主要属支，上、下肢浅静脉的位置和主要属支，肝门静脉的位置、组成、主要属支。

（7）掌握胸导管的行程、脾的位置和形态、淋巴结的形态。

### 二、实验材料

（1）切除胸前壁的胸部标本(切开心包)。

（2）离体心的解剖标本及显示心各腔的解剖标本及模型。

（3）心的血管标本及模型。

（4）头颈部的动脉标本及模型。

（5）胸部的动脉标本及模型。

（6）胸、腹后壁的动脉标本及模型。

（7）上肢的动脉标本及模型。

（8）腹部和盆部的动脉标本及模型。

（9）下肢的动脉标本及模型。

（10）头颈部和上肢的静脉标本。

(11) 腹、盆部和下肢的静脉标本。

(12) 带肝静脉和下腔静脉的肝标本。

(13) 肝门静脉系统与上腔静脉系统、下腔静脉系统的吻合模型。

(14) 全身浅淋巴结的模型。

(15) 胸导管解剖标本。

(16) 小儿胸腺解剖标本。

(17) 离体脾标本。

## 三、实验步骤

### (一) 心

(1) 观察心的位置,查看心与肺、胸膜、胸骨和肋的毗邻关系和心的体表投影。

(2) 观察心尖、心底、三缘(左、右、下缘)、胸肋面、膈面的形态和构成,辨认心表面的冠状沟、前室间沟和后室间沟,注意与心房和心室的关系。

(3) 观察 4 个心腔在心的位置。

(4) 观察右心房的上、下腔静脉口,右房室口和卵圆窝。

(5) 观察右心室的右房室口、肺动脉口,三尖瓣的形态和开口方向,腱索、乳头肌的连接关系,肺动脉瓣的形态和开口方向。

(6) 观察左心房的肺静脉口和左房室口。

(7) 观察左心室的左房室口和主动脉口,二尖瓣的形态和开口方向、腱索和乳头肌,主动脉瓣的形态和开口方向。

(8) 观察左、右冠状动脉的起始部位、走行、分支和分布,观察冠状窦的形态、注入部位和所接受的心大、心中和心小静脉。

### (二) 动脉

(1) 在头颈部动脉标本及模型上观察左、右颈总动脉的起始处,颈内动脉和颈外动脉的行程,颈外动脉主要分支面动脉、颞浅动脉、上颌动脉等。

(2) 观察左、右锁骨下动脉的起始处、行程及分支椎动脉,观察腋动脉、肱动脉、桡动脉和尺动脉的走行部位,并对照标本在活体上确定肱动脉的压迫止血点和测听血压的部位。

(3) 观察腹主动脉的行程及其分支腹腔干、肠系膜上动脉、肠系膜下动脉、肾动脉、肾上腺中动脉和睾丸动脉。

(4) 观察髂内动脉的行程和分支,注意子宫动脉与输尿管的位置关系。

(5) 观察髂外动脉走行和分布,股动脉、腘动脉、胫前动脉与胫后动脉的走行。

### (三) 静脉

(1) 观察上腔静脉系统的位置、合成、行程和注入部位;观察头臂静脉的位置、合成,比较两侧头臂静脉的长短、走行方向及其与周围结构之间的位置关系。

(2) 观察颈内静脉、锁骨下静脉的位置和走行,以及面静脉、下颌后静脉、颈外静脉、颈内静脉。

(3) 观察上肢浅静脉头静脉、贵要静脉的起始、走行和注入深静脉的部位,观察手背静脉网及其流注关系。

(4) 观察下腔静脉系统的合成、行程和注入部位。

(5) 观察下肢的浅静脉大隐静脉和小隐静脉的起始、位置、行程和注入深静脉部位。

(6) 观察腹部的静脉——肾静脉、睾丸静脉和肾上腺静脉，注意观察左、右睾丸静脉的注入部位和注入处的角度差异，观察肝静脉的位置、注入部位。

(7) 观察肝门静脉的位置及其属支，辨认食管静脉丛、直肠静脉丛和脐周静脉网。

(四) 淋巴系统

(1) 观察淋巴结的形态，辨认其输入淋巴管和输出淋巴管。

(2) 观察胸导管的行程及与周围结构的位置关系、注入部位。

(3) 观察脾的位置，注意其与左肋弓的位置关系及其与胰、胃及肾之间的位置关系。

(4) 观察脾的形态，辨认其脏面的脾门和其上缘的脾切迹。

(5) 观察胸腺的位置和形态。

## 四、实验结果与分析

(1) 请画出心的前面观和后面观图，并注明各结构的名称。

(2) 请画出全身各部主要动脉干及其分支图，并标注名称。

(3) 请画出上肢浅静脉的位置和行程图。

(4) 临床常用的测量脉搏和压迫止血的部位有哪些?

(5) 对照全身血管铸型标本，试述一阑尾炎患者经肘正中静脉注射抗生素后，可通过哪些路径使药物到达阑尾。

# 任务二　脉管系统切片观察

## 一、中动脉和中静脉

(1) 实验材料：中动脉、中静脉横切面。

(2) 切片染色：HE 染色。

(3) 实验目的：掌握血管壁的一般结构，比较中动脉与中静脉结构的异同。

(4) 实验内容：

观察点如下。

肉眼观：观察中动脉和中静脉的外形，辨认动脉(管壁厚、管腔规则)和静脉(壁薄、腔不规则)。

低倍镜：先观察中动脉，以内、外弹性膜为界区分为内膜、中膜和外膜三层。

高倍镜：

①内膜：很薄，内皮细胞核突向管腔。内皮下层为极薄的结缔组织，不易分辨。内皮似乎紧贴在波浪起伏的内弹性膜之上。内弹性膜清晰可见，染成亮红色。

②中膜：最厚，主要为环行平滑肌，注意平滑肌细胞核的特点。

③外膜：较中膜薄些，主要为结缔组织，含有营养小血管及神经。外弹性膜由交织成网的弹性纤维构成，不如内弹性膜清楚。

以同样的方式观察中静脉的结构。

中静脉：管壁三层结构的分界不如中动脉清楚。内、外弹性膜均不明显。中膜肌纤维薄，排列疏松。外膜较中膜稍厚，含有营养小血管及神经，有时可见纵行平滑肌束。

### 二、大动脉

（1）实验材料：大动脉切面。

（2）切片染色：HE 染色。

（3）实验目的：掌握大动脉的结构特征。

（4）实验内容：

观察点如下。

低倍镜：区分管壁三层结构。大动脉为弹性动脉，中膜内有大量弹性膜，染成红色，与内、外弹性膜分界不清，弹性膜间有少量散在平滑肌。内皮下层相对较中动脉厚，外膜较中膜薄，内含营养血清。

思考点：

1. 毛细血管的结构、分类及功能。
2. 以中动脉为例说明血管壁的一般结构。
3. 动、静脉的区别。
4. 心脏壁的组织结构，心内膜与心外膜的区别。

## 任务三　脉管系统常见病理切片和标本

### 一、目的要求

（1）掌握动脉粥样硬化的基本病理变化和复合性病变，熟悉各主要动脉粥样硬化的病变特点及对机体的影响；掌握冠心病和心肌梗死的大体形态特点及对机体的影响。

（2）掌握缓进型高血压病的病理变化及对机体的影响。

（3）掌握风湿病的基本病变及风湿性心内膜炎的病变及后果，了解其与亚急性感染性心内膜炎的区别和联系；了解心瓣膜病的病理变化及血流动力学改变。

### 二、实验内容

脉管系统常见病理切片和标本见表 7-7-1。

**表 7-7-1　脉管系统常见病理切片和标本**

| 大体标本 | 组织切片 |
| --- | --- |
| D0601. 慢性风湿性心瓣膜病 | Q0601. 风湿性心肌炎 |
| D0602. 高血压性心脏病 | Q0602. 动脉粥样硬化 |

续表

| 大体标本 | 组织切片 |
|---|---|
| D0603. 脑出血 | |
| D0604. 高血压肾 | |
| D0605. 动脉粥样硬化 | |
| D0606. 心肌梗死 | |
| D0607. 主动脉瓣关闭不全 | |

### （一）大体标本

D0601. 慢性风湿性心瓣膜病

观察要点：二尖瓣增厚变硬、瓣叶间粘连，使瓣膜口狭窄呈鱼口状。同时瓣膜缩短变形，致关闭不全。

思考点：本例瓣膜的病变是如何引起的？有什么后果？为什么？

D0602. 高血压性心脏病

观察要点：心脏体积增大，重量增加，左心室壁心肌显著增厚，乳头肌、肉柱增粗，心腔扩大不明显。

思考点：高血压病如何引起心脏的变化？

D0603. 脑出血

观察要点：大脑冠状切面标本可见大脑半球内囊部出血，病灶呈黑色，压迫周围脑组织，脑室内有积血，并破坏该处脑组织，且有脑水肿形成。

思考点：高血压病如何引起脑出血？脑出血常见部位在哪里？会出现什么后果？

D0604. 高血压肾（原发性固缩肾）

观察要点：肾体积缩小，重量减轻，质地变硬，表面呈均匀弥漫细颗粒状，切面肾皮质变薄（图 7-7-1）。

思考点：高血压病如何引起肾脏的病变？有何临床症状？

D0605. 动脉粥样硬化

观察要点：主动脉内膜高低不平，多处呈大小不等的灰白色或浅黄色斑块隆起（为胆固醇沉着斑块），有的表面破溃形成不规则的溃疡并露出粥样物质（图 7-7-2）。

思考点：冠状动脉粥样硬化可引起心脏哪些病变？

D0606. 心肌梗死

观察要点：多发生在左心室前壁、心尖部及室间隔的前 2/3，梗死灶形状不规则、如地图样，质软，土黄色无光泽（新鲜标本），如伴有出血则呈暗红或紫褐色，有的梗死灶呈灰白色、条索状（陈旧性梗死灶）。

思考点：冠状动脉粥样硬化如何引起心肌梗死？

D0607. 主动脉瓣关闭不全

观察要点：主动脉瓣显著增厚，表面粗糙，瓣叶根部互相粘连，瓣膜缩短（图 7-7-3）。

思考点：上述标本的病变可发生于哪些疾病？

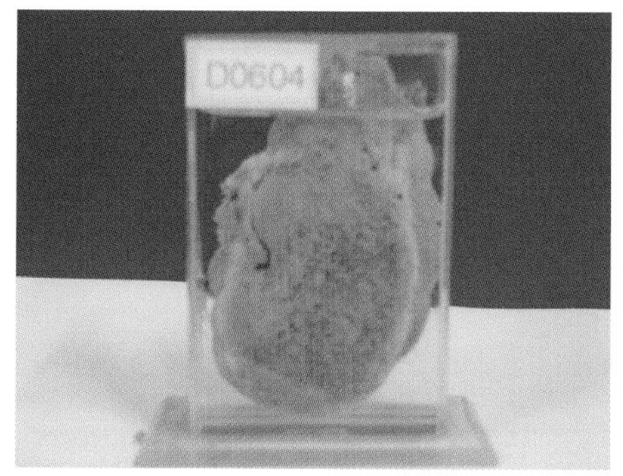


图 7-7-1 高血压肾

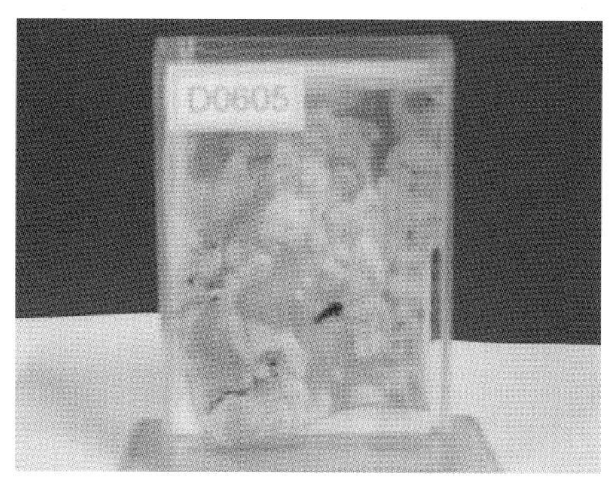


图 7-7-2 动脉粥样硬化

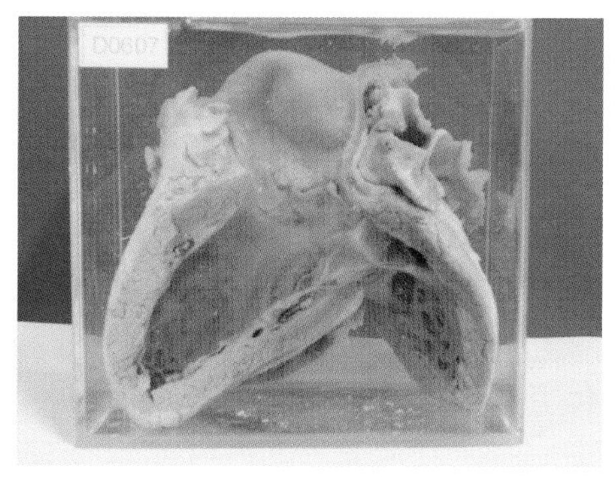


图 7-7-3 主动脉瓣关闭不全

## （二）组织切片

Q0601. 风湿性心肌炎

观察要点：

（1）低倍镜：心肌间质内血管附近可见成堆细胞构成的梭形病灶，即风湿小体（阿少夫小体）。

（2）高倍镜：风湿小体中央可见少量红染无结构、呈碎片状的纤维蛋白样坏死物，附近有成团的风湿细胞及少量淋巴细胞、单核细胞浸润；风湿细胞体积大，呈圆形或多边形，单核或多核，核大，核膜清晰，染色质集中于核中央，横切面呈枭眼状或纵切面呈毛虫状。

思考点：风湿小体本质是什么？

Q0602. 动脉粥样硬化

观察要点：

（1）肉眼观：主动脉壁、管壁间淡染区为粥样物。

（2）低倍镜：主动脉内膜增厚，内膜表层纤维结缔组织增生并发生玻璃样变性（均质伊红色部分），内膜深层见一片淡伊红染色的无结构的坏死物（粥样斑块）。粥样斑块中有许多呈斜方形、菱形及针形的裂隙，为胆固醇结晶沉积（在制片过程中，脂质溶解后遗留的空隙）所致。

（3）高倍镜：粥样病灶周边可见许多胞体较大、胞质呈泡沫状的泡沫细胞，病灶底部可见许多新生的毛细血管，还可见少量的淋巴细胞浸润。

思考点：泡沫细胞由什么细胞演化而来？

## 三、思考题

1. 风湿性心内膜炎可能引起哪几种后果？为什么？

2. 高血压病时，血压为何从波动性血压升高转为持续性血压升高？其血管、心脏和脑有什么改变？

3. 叙述心肌梗死的好发部位、形态变化及并发症。

4. 试比较慢性心瓣膜病、高血压病、冠心病、肺心病的心脏病变特点。它们各自产生的血流动力学改变的机制是什么？

## 四、病例讨论

1. 吴某，女，27岁，幼年时经常咽痛、发热，后来有反复发作的膝关节痛，因近来自觉气喘，足肿，食欲不振、腹胀而住院治疗。检查：脉搏110次/分，呼吸35次/分，肺部可听到水泡音，肝肿大，X线检查发现左心房、右心室都增大。

讨论：(1) 请对吴某的病做出诊断。如何解释上述症状和体征？

(2) 患者心、肺可能有哪些病理改变？

2. 顾某，男，60岁，工人，患高血压病已二十多年，常觉头晕、头痛，血压波动在(26～33)/(13～15) kPa之间，近两年来每于劳累后就出现心悸、气促，不能平卧，咳嗽、咯粉红色泡沫样痰，夜间睡眠中常因呼吸困难而突然惊醒。有时在劳动或饱食后出现胸骨后疼痛，但数分钟后缓解。半年来感觉右下肢发凉发麻，走路时跛行，休息后好转，以上症状逐渐加重。前几天右脚剧痛，足背动脉搏动消失，皮肤逐渐变黑，不能活动，入院后立即行右下肢截肢术，昨天中餐后突然发生心前区剧痛，焦虑不安，血压下降，面色苍白、皮肤湿冷，脉细，最后因抢救无效死亡。

讨论：(1) 患者患什么病？依据是什么？

(2) 患者心、肺、肾、主动脉、右下肢有何病变？

(3) 患者死亡原因是什么？

# 任务四　期前收缩与代偿间歇

## 一、实验目的

在观察蛙正常心动曲线基础上，利用心肌兴奋性的周期性变化人为地在心动周期的不同时期刺激心室肌。观察心肌不应期、期前收缩和代偿性间歇等生理现象，并分析其机制。

## 二、实验材料

蛙、蛙板、蛙手术器械、BL-420生物机能实验系统、机械-电换能器、蛙心夹、铁支架、双凹夹、棉球及线、任氏液等。

## 三、实验步骤

（1）取蛙，用探针破坏中枢神经系统，仰卧位固定于蛙板。

（2）自剑突向两侧嘴角方向打开胸腔，剪去胸骨，暴露心脏。

（3）剪开心包膜，认清心房、心室。用带细线的蛙心夹于心舒张期夹住蛙心尖部约 1 mm。

（4）实验装置如图 7-7-4 所示。

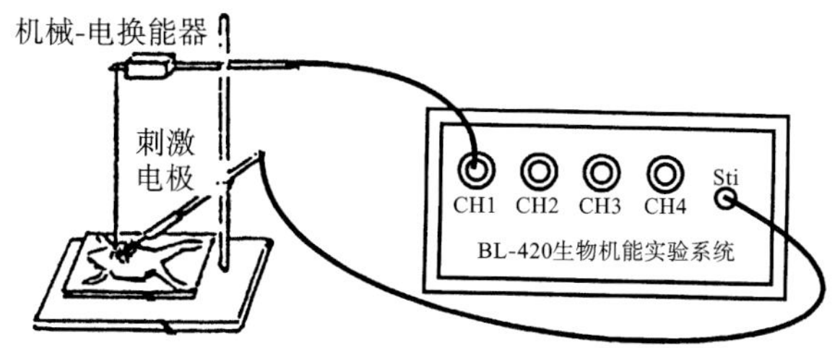


图 7-7-4　在体蛙心收缩的 BL-420 生物机能实验系统和机械

①机械-电换能器一端与生物机能实验系统的 CH1 相连，另一端与蛙心夹上细线相接，并调节换能器的高度，使细线保持与地面垂直并松紧适度的状态。

②连接刺激装置：刺激电源线一端接 BL-420 生物机能实验系统上的刺激输出孔 Sti，另一端连于蛙心夹上的细铜丝（或连接大头针，以钝的一端刺激蛙心）。

③调节灵敏度及时间常数，并选择适当的刺激参数。

④依次点击实验项目→循环系统实验→期前收缩与代偿间歇。

（5）观察项目

①记录一段正常的心搏曲线。

②分别于心室活动的舒张期、收缩期给予一个阈上单刺激，观察有无一额外的收缩，即观察有无期前收缩和随后出现的代偿间歇。

## 四、注意事项

（1）蛙心不可夹得太多，否则影响其活动，也不可夹破心脏。

（2）应不断给心脏滴加任氏液，保持其湿润。

## 五、实验结果与分析

1. 剪贴心搏曲线，注明心收缩期、心舒张期、期前收缩和代偿间歇所在处。

2. 分析期前收缩和代偿间歇是如何形成的？有何意义？

# 任务五　人体心音的听取

## 一、实验目的

了解听诊器的主要结构，学习心音听诊方法，了解人体各瓣膜心音的听诊区，初步辨别第一、第二心音，为临床心音听诊奠定基础。

## 二、实验材料

听诊器等。

## 三、实验步骤

**1. 确定听诊部位**

（1）受试者解开上衣，面向亮处坐好，检查者坐在对面。仔细观察或用手触诊受试者心尖搏动的位置与范围。

（2）参照图 7-7-5，认清心音听诊的各个部位。

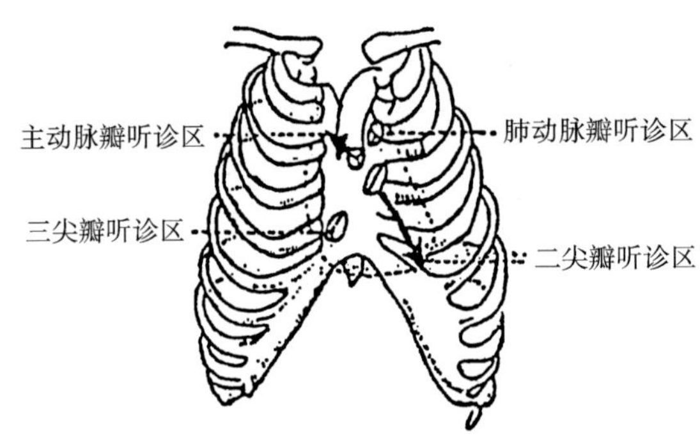


**图 7-7-5　心音听诊部位示意图**

①二尖瓣听诊区：左锁骨中线第五肋间稍内侧（心尖部）。

②三尖瓣听诊区：胸骨右缘第四肋间或剑突下。

③主动脉瓣听诊区：胸骨右缘第二肋间。胸骨左缘第三肋间为主动脉瓣第二听诊区。

④肺动脉瓣听诊区：胸骨左缘第二肋间。

**2. 听心音**

（1）检查者将听诊器的两耳器塞入外耳道，耳器弯曲方向应与外耳道弯曲方向一致，向前弯曲。以右手的拇指、食指和中指将听诊器胸器置于受试者听诊部位，依次在二尖瓣听诊区→主动脉瓣听诊区→肺动脉瓣听诊区→三尖瓣听诊区细听心音，注意区别第一、第二心音。

（2）如难以区别两心音，可用手指触诊心尖搏动或颈动脉搏动，搏动触及手指时所听见的心音即为第一心音。再根据音调的高低、经历时间的长短及两心音间隔时间仔细鉴别两心音。

## 四、注意事项

(1) 实验室内必须保持安静;听诊器的橡皮管不得相互接触、打结或与其他物体接触,以免发出摩擦音,影响听诊。

(2) 如果呼吸音影响心音听诊,可令受试者暂停呼吸。

## 五、实验结果与分析

辨别第一、第二心音的特点,填入表 7-7-2 中。

**表 7-7-2 第一、第二心音的特点**

| 心　音 | 音调响度 | 持续时间 | 两心音间隔时间 | 听诊最显著部位 | 产生时期 | 标志 |
|---|---|---|---|---|---|---|
| 第一心音 | | | | | | |
| 第二心音 | | | | | | |

# 任务六　人体动脉血压的测定

## 一、实验目的

了解血压计的主要结构,学会人体动脉血压的间接测量方法和记录方法,在测试中表现出对受试者的关心与尊重。

## 二、实验材料

血压计、听诊器等。

## 三、实验步骤

**1. 熟悉血压计的结构**

血压计由检压计、袖带和橡皮球三部分组成(图 7-7-6)。①检压计是一个标有 0～300 mmHg(0～40 kPa)刻度的玻璃管,上端与大气相通,下端和水银槽相通,备用时水银柱液面应与"0"刻度平。②袖带是一个外包布套的长方形橡皮囊,借橡皮管一端与水银槽相通,另一端与橡皮球相通。③橡皮球是一个带有螺丝帽的球状橡皮囊,内有活门,螺丝帽拧紧时可向橡皮囊内充气,拧松时可以放气。

**2. 测量动脉血压**

(1) 让受试者静坐 5～10 min,脱去一臂衣袖。

(2) 松开橡皮球上的螺丝帽,驱出袖带内的残留气体,然后将螺丝帽拧紧。

(3) 让受试者前臂平放于桌上,手掌向上,与心脏处于同一水平。将袖带(成人使用 14 cm宽袖带,小儿使用 7 cm 宽袖带)缠在上臂,袖带下缘至少距离肘关节 2 cm,松紧适宜(以能伸入两指为宜)。

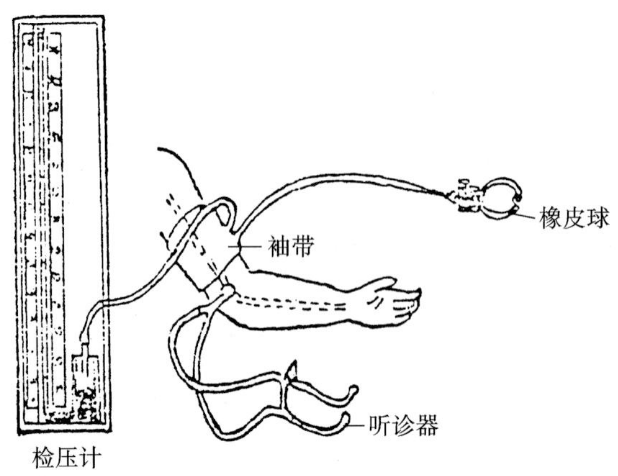


图 7-7-6　血压计

(4) 戴好听诊器。在肘窝内侧用手指触及肱动脉脉搏，用左手持听诊器胸器放在其上。

(5) 测量血压，室内保持安静。用右手压动橡皮球将空气打入袖带内，使检压计中水银柱逐渐上升，直至听诊器内听不到脉搏音为止，继续打气使水银柱再上升 20～30 mmHg (2.7～4.0 kPa)，一般打气至 160～180 mmHg(21.3～24.0 kPa)即可。随即松开橡皮球螺丝帽，徐徐放气，减少袖带内压力，在水银柱缓慢下降时仔细听诊，当开始听到“嘟、嘟”的第一声动脉音时，检压计上所表示水银刻度即为收缩压值。再继续缓慢放气，这时声音由低而高，而后由高突然变低，最后完全消失，声音由强突然变弱或消失的瞬间，检压计上所表示水银刻度为舒张压值。连续测量三次，取其均值，记录结果。注意每次测量后，应放尽袖带内空气，使手臂放松休息后再测。

(6) 关闭血压计：将血压计面向操作者一侧向右倾斜 45°角，待水银柱完全落至水平面以下再将旋钮顺时针关闭至尽头。

## 四、注意事项

(1) 室内保持安静，以利于听取声音。

(2) 受试者右心房、上臂与检压计应保持在同一水平面，袖带要松紧适度，听诊器胸器压在肱动脉上亦要松紧适宜。

(3) 避免听诊器胶管与袖带胶管接触，减少摩擦音的产生。

(4) 测量完毕，应将检压计与水银槽之间的旋钮旋至关的位置，妥当收放血压计内物件，注意勿压断玻璃刻度管。

## 五、实验结果与分析

血压记录以“收缩压/舒张压”表示。例如，16.0/(10.0～9.3) kPa(120/(75～70) mmHg)，16.0 kPa(120 mmHg)代表收缩压值，10.0 kPa(75 mmHg)代表声音突然由强变弱时舒张压值，9.3 kPa(70 mmHg)代表声音消失时的舒张压值。

测出受测者的动脉血压，并记录结果于表 7-7-3 中。

表 7-7-3 动脉血压记录表

| 姓名 | 性别 | 年龄 | 血压值/(kPa 或 mmHg) |
| --- | --- | --- | --- |
| | | | |
| | | | |
| | | | |
| | | | |
| | | | |
| | | | |
| | | | |
| | | | |
| | | | |
| | | | |

# 项目八
# 神 经 系 统

## 任务一　神经系统标本观察

### 项目一　脊 髓 与 脑

#### 一、实验目的

（1）掌握脊髓的位置、外形；掌握灰质主要核团的功能意义，白质主要上行、下行纤维束的位置、起止点和功能；熟悉脊髓的节段的概念；了解脊髓的节段与椎骨的相应位置关系。

（2）掌握脑的位置、分部，脑干的外形；熟悉脑神经核、非脑神经核的位置、性质、功能；掌握内侧丘系、脊髓丘系、三叉丘系、外侧丘系、皮质脊髓束和皮质脑干束在脑干各部的位置、走行和功能；熟悉小脑的位置、形态，小脑扁桃体的部位及其临床意义；熟悉间脑的位置、形态分部，下丘脑的位置和核团；掌握端脑的位置、大脑半球的形态；熟悉端脑内部大脑皮层、髓质、基底核和侧脑室的配布概况；熟悉尾状核、豆状核、屏状核的位置、形态；掌握内囊的位置、分部和连通，侧脑室的位置、形态和交通。

#### 二、实验材料

（1）脊髓外形模型、带被膜的离体脊髓标本、脊髓横切面标本、脊髓横切面模型。

（2）脑干外形模型、电动脑干神经模型。

（3）脑干标本(腹侧有神经根附着和背侧有滑车神经出脑的标本)。

（4）脑的正中矢状切面(显示第四脑室的位置交通)标本。

（5）离体小脑、脑干与小脑三对脚关系的标本。

（6）完整离体脑、脑干、大脑半球内侧面、脑的水平切面标本，显示侧脑室的脑的水平切面和矢状切面标本。

（7）其他。

## 三、实验步骤

(1) 观察脊髓的位置,其下端与椎骨的对应关系,终丝的附着部位;自上而下观察脊神经的走向,观察马尾的组成。

(2) 在脊髓标本上观察、辨认颈膨大、腰膨大、脊髓圆锥、终丝、马尾,脊神经前、后根,脊神经节、脊髓表面的沟和裂。

(3) 观察脊髓各横切面上的灰质、白质、中央管、表面的沟和裂。

(4) 在模型上观察薄束、楔束、脊髓丘脑前束和脊髓丘脑侧束、皮质脊髓前束和外侧束的位置。

(5) 观察脑的分部、各部的位置和形态,辨认十二对脑神经根和脑的连接部位。

(6) 在脑干外形模型上观察中脑、脑桥和延髓的位置、形态和结构,辨认前正中裂、前外侧沟、锥体交叉、锥体、橄榄、延髓脑桥沟、基底部、基底沟、小脑中脚、大脑脚、脚间窝、薄束结节、楔束结节、菱形窝、髓纹、正中沟等结构。

(7) 在电动脑干神经模型上观察辨认动眼神经核、滑车神经核、展神经核、舌下神经核、三叉神经运动核、面神经核、疑核、副神经核、动眼神经副核,上泌涎核、下泌涎核,迷走神经背核、孤束核,三叉神经中脑核、脑桥核、三叉神经脊束核,前庭神经核,耳蜗前、后核的位置;观察内侧丘系、脊髓丘系、三叉丘系、外侧丘系、皮质核束、皮质脊髓束的走行、位置。

(8) 在小脑标本或模型上观察小脑半球、小脑蚓部、小脑扁桃体的位置和形态;在小脑切面标本或模型上观察小脑皮质、髓质、小脑核。

(9) 在脑干标本或模型上观察间脑的形态、分部和各部的结构,第三脑室的位置、构成及连通;在背侧丘脑模型上辨认内髓板、前侧核群、内侧核群、腹后外侧核和内、外侧膝状体核。

(10) 在全脑标本和模型上观察大脑纵裂、横裂,大脑表面的沟、回;观察一侧大脑半球的沟、分叶及大脑半球各面的主要沟、回。

(11) 在端脑水平切面上观察、辨认胼胝体、侧脑室、背侧丘脑、豆状核、屏状核的位置关系,内囊前肢、膝部、后肢的位置;在端脑冠状切面上观察大脑皮层、胼胝体、联络纤维、侧脑室的位置、形态和分部。

## 四、实验结果与分析实验

1. 脊髓第六胸节左半横断性损伤,受损平面以下将出现哪些功能障碍,为什么?

2. 何谓脑干? 试述第 3～12 对脑神经根在脑干的附着处。

3. 内囊的位置、形态结构如何? 一侧内囊损伤产生什么症状和体征?

4. 每侧大脑半球由哪三条沟分为哪五叶? 半球皮质上有哪五个重要中枢? 位于何处?

# 项目二　脑和脊髓的被膜、血管

## 一、实验目的

(1) 掌握脊髓、脑被膜的分层,各层结构特点、包被概况,各层形成的主要结构。

（2）掌握脑动脉血供的来源、主要分支分布、脑底动脉环的位置和形成。

（3）掌握脑室系统各部及其连通。

## 二、实验材料

（1）脊髓被膜的模型、脊髓的被膜标本。

（2）硬脑膜和硬脑膜窦模型、显示大脑镰和小脑幕的标本、游离的硬脑膜上显示硬脑膜静脉窦和蛛网膜颗粒的标本。

（3）脑的动脉整体标本和模型、脑各面动脉标本和模型。

（4）显示椎基底动脉和颈内动脉的主要分支和大脑动脉环的离体标本。

（5）脑室铸型。

## 三、实验步骤

（1）观察硬脊膜、脊髓蛛网膜、软脊膜的位置、性状，辨认硬膜外隙及蛛网膜下腔。

（2）观察硬脑膜在颅顶和颅底附着情况，辨认大脑镰、小脑幕、小脑镰、上矢状窦、下矢状窦、直窦、窦汇、横窦及乙状窦；观察海绵窦的位置。

（3）观察椎动脉、颈内动脉的走行、入颅部位，大脑前、中、后动脉的起始、走行、主要分支及分布，基底动脉的位置、主要分支分布，脑底动脉环的位置及组成。

## 四、实验结果与分析实验

1. 脊髓的被膜及硬脑膜形成的结构有哪些？硬膜外隙的构成及临床意义是什么？

2. 脑的动脉来源、主要分支及分布范围是什么？何为脑底动脉环？其临床意义有哪些？

3. 简述脑脊液的产生及循环途径。

# 项目三　周围神经

## 一、实验目的

（1）掌握脊神经的组成、分支；了解其分支分布概况。

（2）掌握颈丛、臂丛、腰丛、骶丛的组成、位置；了解各丛主要分支的分布及分布范围。

（3）熟悉胸神经的分布特点；掌握胸神经前支分布的节段性。

（4）掌握 12 对脑神经的名称、序数、纤维成分、分类与脑相连的部位和分布；了解感觉性脑神经的性质和分布范围；掌握运动性脑神经的走行、纤维成分及分布范围；掌握混合型脑神经的走行、纤维成分及主要分支的分布范围。

（5）了解交感神经、副交感神经低级中枢的部位；熟悉交感干的位置、组成；了解内脏大、小神经的分布；了解交感神经和副交感神经节前纤维的走行；掌握节后纤维的分布范围。

## 二、实验材料

（1）头颈部正中矢状面标本。

(2) 头颈、胸部正中矢状切面带上肢离体标本。

(3) 腹后壁、盆部正中矢状切面带下肢离体标本。

(4) 眶内显示眼外肌及支配眼外肌的动眼、滑车、展神经标本。

(5) 面侧深区显示三叉神经节及节上发出的三大神经(眼神经、上颌神经和下颌神经)及分支标本。

(6) 面部浅层带腮腺的标本,显示面神经的肌支浅出的部位标本。

(7) 与颞骨岩部平行的切面从内耳门入面神经管出茎乳孔的骨性标本。

(8) 带颈、胸、腹主要脏器的离体标本,第 9、10、11 对脑神经标本。

(9) 颈、胸、腹、盆侧面观显示交感干的标本。

## 三、实验步骤

(1) 观察颈、胸、腰、骶和尾神经,辨认它们穿出椎管的部位及发出的前支、后支、交通支;观察脊神经前支组成的颈丛、臂丛、腰丛和骶丛的位置。

(2) 观察肋间和肋下神经的行程及分布,观察膈神经、肌皮神经、尺神经、正中神经、桡神经、腋神经、股神经、臀上神经、臀下神经、坐骨神经、腓总神经、胫神经的行程和分布。

(3) 观察 12 对脑神经与脑相连的部位、出颅时所穿出的孔裂;观察 12 对脑神经的走行、主要分支的分布;辨认眼神经、上颌神经、下颌神经及其终末支眶上神经、眶下神经、颏神经穿出面部的位置;观察面神经在面部的各分支的走行和分布;观察迷走神经的分支喉上神经,喉返神经,迷走神经前、后干的位置和走行。

(4) 观察交感干、内脏大神经、内脏小神经的位置和走行。

## 四、实验结果与分析实验

1. 画出手部皮肤的神经分布图。
2. 胸神经前支的分布规律及临床意义是什么?

# 任务二　反射弧分析

## 一、实验目的

观察简单的反射现象,分析反射弧的组成部分,探讨反射弧的完整性与反射活动的关系。

## 二、实验材料

蛙、蛙类手术器械一套、铁支架、双凹夹,大、小烧杯,止血钳、玻璃分针、盐酸溶液、滤纸、线等。

## 三、实验步骤

### 1. 制备脊髓蛙

取蛙一只,用粗剪刀由相当于两侧鼓膜的水平剪去上方头颅,保留下颌部分,使脊髓以上脑组织和脊髓分离，成为脊髓蛙，然后用止血钳夹住下颌，悬挂在铁支架上。此外也可用探针由枕骨大孔刺入颅腔捣毁脑组织。待蛙安静后开始进行下列实验。

**2. 观察项目**

(1) 用小烧杯盛盐酸溶液，将蛙左后肢脚趾尖浸于盐酸溶液中，观察屈肌反射有无发生。然后用大烧杯盛自来水洗去皮肤上的盐酸溶液，并用纱布擦干。

(2) 围绕左后肢在趾掌关节上方皮肤作一环状切口，将足部皮肤完整剥掉后用盐酸浸脚趾尖，观察结果。

(3) 按步骤(1)的方法以盐酸溶液刺激右后肢脚趾尖，观察有无反射发生。然后将蛙从铁架上取下来，俯卧于蛙板上，在右肢大腿背侧纵向剪开皮肤，在股二头肌和半膜肌之间用玻璃分针分离坐骨神经，在神经下穿线结扎，在结扎上方剪断神经，并重复用盐酸浸右后肢脚趾尖，观察右后肢有无反射。

(4) 用浸有盐酸溶液的滤纸片贴于蛙腹部皮肤上，观察有无搔扒反射。然后用探针插入椎管，破坏脊髓，再重复用浸有盐酸溶液的滤纸片贴于蛙腹部皮肤上，观察有无搔扒反射。

## 四、注意事项

(1) 剪颅脑部位应适当，太高则部分脑组织保留，可能会出现自主活动；太低则伤及上部脊髓，可能使四肢的反射消失。

(2) 破坏脊髓时应完全，以两下肢伸直、肌肉松软为指标。

(3) 浸入盐酸溶液中的部位应仅限于脚趾尖部位，每次浸入的范围、时间要相同，脚趾尖不能与烧杯接触。用盐酸溶液刺激后，应立即用自来水洗去皮肤残存的盐酸溶液。

(4) 剥离脚趾皮肤要干净，以免影响结果。

## 五、实验结果与分析

将实验结果填入表 7-8-1 内，“＋”表示有反射，“－”表示没有反射。

**表 7-8-1 实验结果与分析**

| 实 验 项 目 | 结果 | 分析 |
| --- | --- | --- |
| (1)用盐酸溶液浸左后肢脚趾尖 | | |
| (2)剥净左后肢皮肤，重复(1) | | |
| (3)用盐酸溶液浸右后肢脚趾尖 | | |
| (4)剪断右侧坐骨神经，重复操作(3) | | |
| (5)用盐酸溶液滤纸片贴于蛙腹部皮肤 | | |
| (6)捣毁脊髓，重复操作(5) | | |

# 任务三　大脑皮层运动区功能定位

## 一、实验目的

观察大脑皮层与骨骼肌运动调节定位的关系。

## 二、实验材料

家兔、手术器械一套、电刺激器、刺激电极、大头针、双凹夹、纱布、笔、10 mL 注射器、针头、25%乌拉坦溶液等。

## 三、实验步骤

(1) 取家兔一只，用 25%乌拉坦溶液按 0.5%kg 从耳缘静脉麻醉(不宜深麻)。

(2) 沿矢状缝切开颅顶皮肤，暴露颅顶。用笔绘出下列骨标志线(图 7-8-1)。

(3) 画好骨标志线后，参照图示找出刺激区中的最佳刺激点。将大头针垂直钉入颅内 2～3 mm 深。

(4) 一个电极夹在头皮上作无关电极，另一个电极夹在大头针上作刺激电极。调好刺激器(强度 8～10 V，频率 10 Hz)，用连接好的电刺激依次刺激大脑皮层的不同部位，观察头面部肌肉和肢体的运动。

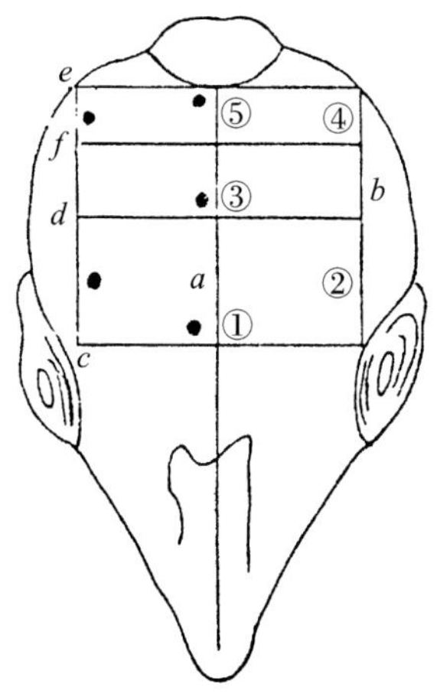


**图 7-8-1　骨标志线**

①动头；②咀嚼；③前肢；④竖耳；⑤举尾

a. 矢状线：与矢状缝重合的直线。

b. 旁矢状线：沿眶后切迹内侧与矢状线相平行的直线。

c. 切迹连线：两侧眶后切迹前缘的连线。

d. 冠状线：冠状缝的平行线。

e. 顶间前线：沿顶间骨前端(即人字缝顶点)的平行线。

f. 顶冠间线：顶间前线与冠状线之间的平行线。

## 四、注意事项

（1）麻醉不宜太深，刺激不宜过强。
（2）大头针钉入脑组织不宜太深。

## 五、实验结果与分析

略。

# 任务四　去大脑僵直

## 一、实验目的

观察去大脑僵直现象，了解高位脑中枢对肌紧张的影响。

## 二、实验材料

家兔、大头针、双凹夹、纱布、笔、探针等。

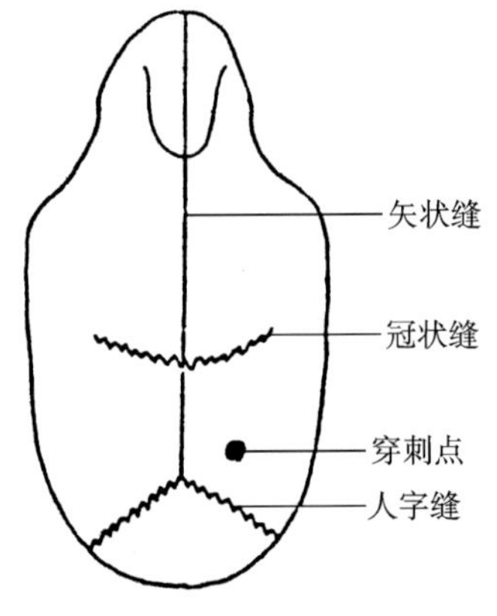


图 7-8-2　去大脑僵直实验的穿刺点

## 三、实验步骤

此实验可在上一个实验完毕之后接着进行。

（1）把冠状缝与人字缝顶点之间的矢状缝分为三等份，在前 2/3 或后 1/3 交点处向左或向右旁开 0.5 cm 作为穿刺点（图 7-8-2）并用探针钻一个小孔备用。

（2）取出探针后，观察全身肌紧张的变化。

## 四、注意事项

（1）麻醉不宜过深。

（2）切断部位要准确，以免动物死亡或不出现去大脑僵直现象。

## 五、实验结果与分析

略。

# 项目九
# 内分泌系统

## 任务一　内分泌系统标本观察

### 一、实验目的

（1）掌握内分泌系统的组成和各器官在人体的位置。

（2）掌握下丘脑、垂体的位置、形态和毗邻关系，掌握松果体的位置。

（3）掌握甲状腺的位置、形态、分部和毗邻关系，熟悉甲状旁腺的位置和形态。

（4）熟悉肾上腺的位置、形态和毗邻关系。

（5）熟悉胸腺的位置。

### 二、实验材料

（1）人体标本观察内分泌系统的组成。

（2）脑部模型和标本观察下丘脑、垂体和松果体。

（3）颈部模型和标本观察甲状腺和甲状旁腺。

（4）胸部模型和标本观察胸腺。

（5）腹部模型和标本，肾和肾上腺的模型和标本。

### 三、实验步骤

（1）垂体：观察垂体的位置、形态和毗邻关系，注意垂体与下丘脑的连接关系。

（2）甲状腺：观察甲状腺在颈部的位置、大体形态，与舌骨、甲状软骨和气管的位置关系，识别甲状腺的侧叶、峡部和锥体叶。

（3）甲状旁腺：在甲状腺左、右叶的后缘，观察甲状旁腺的外形、位置、数量。

（4）肾上腺：在腹部标本和模型上，观察肾上腺的位置、外形和毗邻关系，注意左、右肾上腺形状的不同。

## 四、实验结果与分析

请画出垂体的形态和结构图，并注明垂体的分部及其各部位的名称。

# 任务二　内分泌系统切片观察

## 一、甲状腺

(1) 实验材料：甲状腺切面。

(2) 切片染色：HE 染色。

(3) 实验目的：掌握甲状腺的组织结构。

(4) 实验内容：

观察点如下。

低倍镜：甲状腺外表包有结缔组织被膜，实质内为大量甲状腺滤泡，腔内含有红色胶状物。

高倍镜：甲状腺滤泡壁由单层上皮围成。滤泡上皮一般呈立方形，随功能状况而改变，可呈矮柱状或扁平状。滤泡上皮之间含有少量滤泡旁细胞，但在切处上用 HE 染色不易分清。滤泡间有少量的结缔组织和丰富的毛细血管。

## 二、肾上腺

(1) 实验材料：肾上腺切面。

(2) 切片染色：HE 染色。

(3) 实验目的：掌握肾上腺的组织结构。

(4) 实验内容：

观察点如下。

肉眼观：外面紫红色的为皮质，中间染成紫蓝色的为髓质。

低倍镜：肾上腺表面有结缔组织被膜，腺实质可分为周围的皮质和中间的髓质。皮质由外向内分为球状带、束状带和网状带。髓质内可见中央静脉，其腔不规则，壁上有纵行平滑肌束。

高倍镜：

①皮质

a. 球状带：此带较窄，靠近被膜，细胞排列成团。

b. 束状带：位于球状带深层，此带占皮质大部分。细胞排列成条索状，细胞质染色较浅，有许多空泡状结构。细胞索之间可见毛细血管。

c. 网状带：此带位于束状带深部，与束状带之间无明显界限，而与髓质分界尚清楚。细胞索交织成网。

②髓质：嗜铬细胞嗜碱性，细胞排列成束、成网，细胞索之间有血窦及中央静脉。

## 三、脑垂体

(1) 实验材料:脑垂体的矢状切面。

(2) 切片染色:HE 染色。

(3) 实验目的:掌握腺垂体和神经垂体的组织结构。

(4) 实验内容:

观察点如下。

肉眼观:可见染色较深的腺垂体和染色较浅的神经垂体。漏斗部、结节部多数没有切到。

低倍镜:垂体表面有被膜,实质内可见腺垂体的远侧部和中间部以及神经垂体的神经部。

①远侧部的腺细胞聚集成团、成索,团、索间有丰富的毛细血管。腺细胞中染色淡的为嫌色细胞和嗜碱性粒细胞,染成红色的为嗜酸性粒细胞。

②中间部位于神经垂体与前叶之间,由薄层结缔组织和数行嗜碱性粒细胞组成,偶见几个大小不一的囊泡,囊泡壁为单层立方上皮。

③神经部染色最浅,含有许多无髓神经纤维及神经胶质细胞。

思考点:

1. 内分泌腺的共同结构特点是什么?有何功能?
2. 试述甲状腺素合成、贮存和分泌的过程及部位。
3. 调节血钙的激素有哪些?分别由哪些细胞分泌?
4. 肾上腺皮质分几个带?其结构和功能如何?
5. 何谓嗜铬细胞?分布在何处?产生什么激素?
6. 脑垂体分几个部分?试述它们的结构、功能,以及与丘脑下部的关系。

# 项目十
# 感　觉　器

## 任务一　感觉器标本观察

### 一、实验目的

（1）掌握视器的组成，眼球壁的层次和各层分部、结构，眼球内容物的组成。

（2）熟悉结膜的形态和分部，眼外肌的名称、位置和作用，泪器的组成。

（3）掌握耳的分部；熟悉外耳的组成、外耳道的形态、鼓膜的位置和形态；熟悉鼓室的位置及内容物，了解鼓室的毗邻；熟悉听小骨的名称与连接关系；熟悉乳突窦、乳突小房的位置，咽鼓管的位置、形态；熟悉内耳的分部和形态，掌握听觉和位置觉感受器的位置和名称。

### 二、实验材料

（1）眼球模型、眼外肌的标本和模型。

（2）切开的颞骨模型，切开的颞骨标本。

（3）耳的模型，中耳鼓室模型，听小骨标本、内耳迷路模型。

### 三、实验步骤

（1）在活体上观察上、下眼睑的形态，内眦、外眦、泪小点、睑结膜、球结膜、巩膜、角膜、瞳孔。

（2）在标本和模型上观察、辨认角膜、巩膜、睫状体、虹膜、瞳孔、视网膜、晶状体、玻璃体、眼前房、眼后房、视神经盘和黄斑。

（3）观察、辨认上睑提肌，上、下、内、外直肌和上、下斜肌的位置、走行和起始部位。

（4）观察泪腺、泪囊的位置、形态。

（5）在活体上观察耳廓、外耳道、鼓膜。

（6）在标本和模型上观察外耳道的位置、走行，观察鼓室的位置、形态和毗邻关系，观察乳突窦、乳突小房、咽鼓管的位置与连接，听小骨的形态和连接。

（7）在内耳模型上观察骨迷路和膜迷路的关系，骨迷路的分部和各部形态，膜迷路的分部和各部形态。

## 四、实验结果与分析

1. 标明图 7-10-1 所指示的结构。

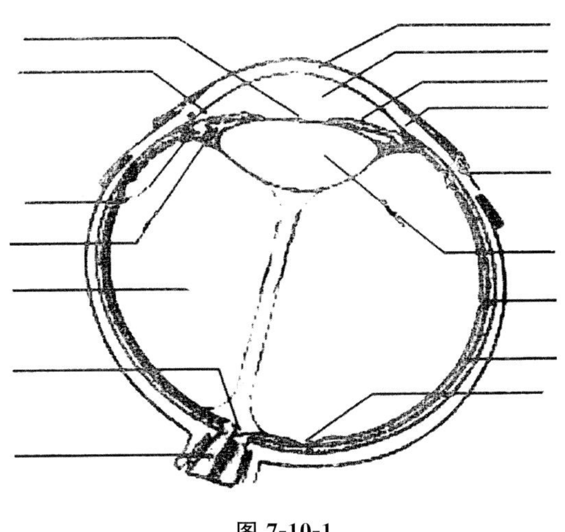

图 7-10-1

2. 思考声波由外界传导到听觉感受器需要经过哪些结构。

# 任务二　瞳孔对光反射

## 一、实验目的

能正确进行瞳孔对光反射检测。

## 二、实验材料

手电筒、孔径测量尺（自制）等。

## 三、实验步骤

（1）在光线较暗处，先观察被检查者两眼瞳孔大小，然后突然打开手电筒照射一侧瞳孔，立即观察或测量瞳孔直径的变化。同法检查另一侧瞳孔。试比较两侧瞳孔变化是否相同。

（2）被检查者用手沿鼻梁两眼视野分开，两眼直视前方，检查者用手电筒照射一侧瞳孔，观察另一侧瞳孔大小是否也有变化。同法检查另一侧瞳孔。

## 四、注意事项

（1）检查时嘱被检查者向前方 5 m 处远视，不可注视灯光，否则可引起辐辏反应。

（2）正常瞳孔直径平均为 2～3 mm，小于 2 mm 为瞳孔缩小，大于 3 mm 为中等瞳孔，大于 5 mm 为瞳孔扩大。

## 五、实验结果与分析

瞳孔对光反射实验结果见表 7-10-1。

**表 7-10-1　瞳孔对光反射实验结果**

| 观察项目 | 瞳孔直径/mm | |
|---|---|---|
| | 左眼 | 右眼 |
| 对照（或撤光后） | | |
| 光照左眼 | | |
| 光照右眼 | | |
| 分隔两眼，光照左眼 | | |
| 分隔两眼，光照右眼 | | |

# 任务三　声波的传导

## 一、实验目的

进行声波传导的检测，初步学会鉴别神经性耳聋和传导性耳聋的方法。

## 二、实验材料

音叉（频率 256 Hz 或 512 Hz）、橡皮锤、棉球等。

## 三、实验步骤

**1. 比较同侧气导与骨导（任内氏实验）**

（1）室内保持安静，受试者闭目静坐。

（2）受试者背对检查者而坐，检查者敲响音叉后，立即将音叉置于受试者一侧颞骨乳突处（骨导）。当受试者表示听不见声音时，立即将音叉移至同侧的外耳道口处（气导），询问受试者能否听到声音。然后，先将敲响的音叉置于外耳道口处，当受试者听不见声音时，立即将音叉移至同侧乳突部，询问受试者能否听到声音。如气导时间大于骨导时间，称为任内氏试验阳性。

（3）用棉球塞住受试者一侧外耳道，模拟传音性耳聋。重复上述试验，观察结果，若气导时间不大于骨导时间，临床上称为任内氏试验阴性。

**2. 比较两耳骨导（魏伯氏实验）**

将振动的音叉置于受试者前额正中发际处，比较两耳听到声音强度是否相同。

(1) 将敲响的音叉柄置于受试者前额正中发际处，正常时两耳感受的声音强度应相同。

(2) 用棉球塞住受试者一侧耳孔，重复上述实验，观察哪一侧感受的声音强度高，并分析其原因。

## 四、注意事项

(1) 室内必须保持安静以免影响听觉效果。

(2) 叩击音叉时不要用力过猛，切忌在桌面上或用其他坚硬物体敲打，以免损坏音叉。

(3) 测气导时应使音叉支的振动方向正向外耳道口，距外耳道口 1 cm，并注意音叉支，让其勿触及耳廓及头发。

## 五、实验结果与分析

声波传导实验的结果与分析见表 7-10-2。

表 7-10-2 声波传导实验的结果与分析

| 检查方法 | 实验步骤 | 结果 | 说明 | 判断 |
|---|---|---|---|---|
| 任内氏实验 | 1 项 | | | |
| | 2 项 | | | |
| 魏伯氏实验 | 1 项 | | | |
| | 2 项 | | | |

# 任务四 动物一侧迷路破坏的效应

## 一、实验目的

观察动物在迷路损伤后的表现，了解前庭器官在协调机体运动中的作用。

## 二、实验材料

蛙或蟾蜍、止血钳、探针等。

## 三、实验步骤

先观察蛙在静止和运动时的姿势。然后张开蛙嘴，在蛙上颌、一侧咽鼓管内侧的骨性突起处，用探针垂直刺入 2 mm，捣毁一侧迷路，待数分钟后，比较健侧与破坏侧的肌紧张程度，并观察蛙静止和爬行姿势及游泳动作的改变。

## 四、注意事项

刺入不要太深，以免损伤中枢神经。

## 五、实验结果与分析

描述实验所见现象并加以说明。

# 主要参考文献

Zhuyao Cankao Wenxian


[1] 杨翀,曾令娥.病原生物学与免疫学实验教程[M].武汉:华中科技大学出版社,2010.

[2] 刘璎婷,付达华.医学生物化学[M].北京:人民卫生出版社,2011.

[3] 齐亚灵,赵文杰.组织学与胚胎学[M].北京:科学出版社,2017.

[4] 吴建清,窦肇华.人体解剖学与组织胚胎学实验及学习指导[M].北京:人民卫生出版社,2014.

[5] 姚玉芹,陈晓宇.组织胚胎学实验指导[M].上海:东南大学出版社,2009.

[6] 邵旭建,丁文龙.系统解剖学实验指导[M].北京:人民卫生出版社,2016.

[7] 高洪泉,薛良华.正常人体结构实验与学习指导[M].北京:人民卫生出版社,2014.

[8] 林佩璜,孙玉锦.医学机能实验教程[M].北京:高等教育出版社,2013.